口腔种植相关外科及放射线解剖

Surgical and Radiologic Anatomy for Oral Implantology

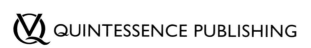

QUINTESSENCE PUBLISHING

Berlin | Chicago | Tokyo
Barcelona | London | Milan | Mexico City | Moscow | Paris | Prague | Seoul | Warsaw
Beijing | Istanbul | Sao Paulo | Zagreb

口腔种植相关
外科及放射线解剖

Surgical and Radiologic Anatomy for Oral Implantology

（美）路易·阿尔–法拉杰　主编

（Louie Al–Faraje）

宿玉成　审

林　婷　赵　阳　译

北方联合出版传媒（集团）股份有限公司

辽宁科学技术出版社

沈　阳

图文编辑

刘 菲 刘 娜 康 鹤 肖 艳 赵 森 李 雪

This is translation of Surgical and Radiologic Anatomy for Oral Implantology
By Louie Al-Faraje, English edition published by Quintessence Publishing Co, Inc
©2013 Quintessence Publishing Co, Inc

©2020，辽宁科学技术出版社。
著作权合同登记号：第06-2017-40号。

图书在版编目（CIP）数据

口腔种植相关外科及放射线解剖 /（美）路易·阿尔-法
拉杰（Louie Al-Faraje）主编；林婷，赵阳译. —沈阳：辽宁
科学技术出版社，2020.3
　　ISBN 978-7-5591-1111-1

　　Ⅰ.①口…　Ⅱ.①路… ②林… ③赵… 　Ⅲ.①种植牙—口
腔外科学　Ⅳ.①R782.12

中国版本图书馆CIP数据核字（2019）第048997号

出版发行：辽宁科学技术出版社
　　　　　（地址：沈阳市和平区十一纬路25号　邮编：110003）
印　刷　者：广州市番禺艺彩印刷联合有限公司
经　销　者：各地新华书店
幅面尺寸：210mm×285mm
印　　张：16
插　　页：5
字　　数：350 千字
出版时间：2020 年 3 月第 1 版
印刷时间：2020 年 3 月第 1 次印刷
责任编辑：陈　刚　苏　阳　殷　欣
封面设计：袁　舒
版式设计：袁　舒
责任校对：李　霞

书　　　号：ISBN 978-7-5591-1111-1
定　　　价：398.00 元

投稿热线：024-23280336
邮购热线：024-23280336
E-mail:cyclonechen@126.com
http://www.lnkj.com.cn

致匿名捐赠人士

我们谨向本书中展示的6位匿名遗体捐赠人士表示深深的敬意和感激。是他们对科学的奉献使人体解剖学基础知识更加丰富，使口腔种植医学生和临床医师受益，使后继者可以在这个基础上继续进步。

我已竭尽全力保护和维护了这些人士的尊严。生前我们并不相识，但在死亡后对他们进行了研究；无论他们是谁，我们尊重他们的遗体并尊重他们的奉献。

向这6位人士深表谢意！

其他编者

Christopher Church, MD
Director
Loma Linda Sinus and Allergy Center

Associate Professor
Department of Otolaryngology – Head and Neck Surgery
Loma Linda University School of Medicine
Loma Linda, California

Arthur Rathburn, LFD
Clinical Director
Department of BioMedical Sciences
International Biological Inc
Grosse Pointe Park, Michigan

前言

　　市面上已有许多优秀的解剖学图谱和教科书可供口腔医师使用，但它们呈现细节时广泛而没有针对性，因此不能满足口腔种植外科临床需求。

　　我依靠自己的临床和教学经验，尽可能以可读和有趣的形式呈现足够的解剖资料。主要焦点是与口腔种植学的临床相关性，已尽一切努力以合理的方式对资料进行排序。

　　本书中的插图是插图画家和我非常努力工作与合作的结果。尽管如此，某些解剖学标志以图画的形式难以表达，使学生和医师在解剖室或手术室中遇到实际标本时容易导致混淆。因此，本书提供了一些临床病例及上颌骨、下颌骨和鼻腔解剖结构的照片，显示了它们实际存在于解剖或活体内的结构。我希望它们能够弥合书本和"真实事物"之间偶尔存在的差距。

　　另一方面，今天的口腔种植医师可以借助锥形束CT（CBCT）。本书提供了几种通常不出现在二维成像（例如，全景、口内和头颅X线片）上的解剖标志的CBCT图像。我鼓励在每次种植手术前使用CBCT成像。CBCT扫描技术使我们能够以前所未有的方式将患者的解剖和病理结构可视化。通过这些图像，我们可以测量某些解剖标志下方或上方的种植体植入位置的准确距离，也可测量确切的骨密度和可用的牙槽嵴的精确宽度，并为种植体植入选择最合适的位置，这将改善治疗计划并降低并发症。

　　我希望这些插图、CBCT图像、照片和文字能够呈现出局部的解剖和影像特征，能够简化种植手术相关的学习和操作过程。

致谢

感谢我的父母Omar Al-Faraje和Nadia Al-Rifai，他们指导和培育我追求完美。

感谢我的妻子拉纳，她放弃了许多约会和社交活动，并在整个项目中为我提供了最充分的支持。我保证将弥补这些时间。

感谢我的孩子——纳迪亚、奥马尔和蒂姆。他们的微笑和灵感为我的生活提供了坚韧和动力，我非常幸运。

我特别感谢Christopher Church博士对本书的鼻腔和鼻窦解剖部分的贡献。我还要特别感谢Arthur Rathburn先生为本书提供解剖标本。能有像他们这样的朋友是一种荣幸。

很高兴认识Kim Jin Cheol先生，感谢他代表DIO Implant公司对该项目提供帮助。

深深感谢Quintessence出版社的Lisa Bywaters为我的同事提供了关于口腔种植相关外科及放射线解剖的教育机会。我非常幸运拥有这样一位技术高超和专业的编辑（我仍然不相信她不是牙医）。

感谢我的患者，如果没有他们，我将无法编撰我的临床图集。他们让我的职业如此愉快和有意义。

感谢加利福尼亚州口腔种植研究所的所有学生，与他们分享我在种植方面的专业知识是一种荣幸。在过去的几年中，与他们和同事互动是我工作中最大的乐趣。

另外，特别感谢Jason Rohack和Qualis Media为本书提供的高水准插图。他们花费了大量时间和无数的沟通邮件来完成这些工作。

目录

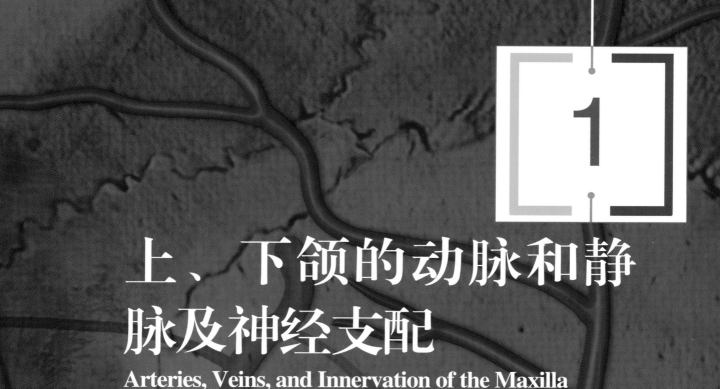

1

上、下颌的动脉和静脉及神经支配

Arteries, Veins, and Innervation of the Maxilla and the Mandible

本章描述了颈外动脉、上颌动脉、翼腭窝、头部静脉和三叉神经等解剖结构及其与口腔种植外科手术的相关性。

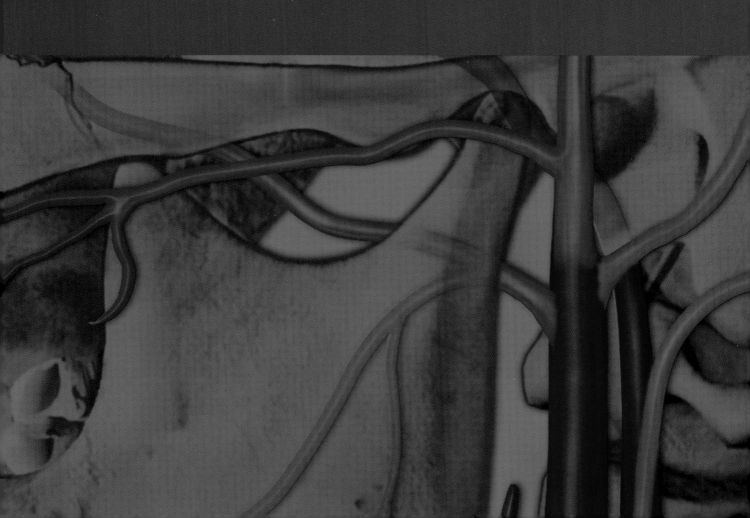

颈外动脉

　　为面部、上颌与下颌提供血液的动脉主要来自颈外动脉。而眼动脉分支（颈内动脉的一个分支）提供前额、头皮、上眼睑和鼻部的血液。颈外动脉和颈内动脉是由颈总动脉在甲状软骨上缘水平分支而成（图1-1和图1-2）。颈外动脉又有8个分支：

- 3个前支：甲状腺上动脉，舌动脉和面动脉
- 2个终末支：上颌动脉和颞浅动脉
- 2个向后分支：耳枕动脉和耳后动脉
- 1个内侧分支：咽升动脉

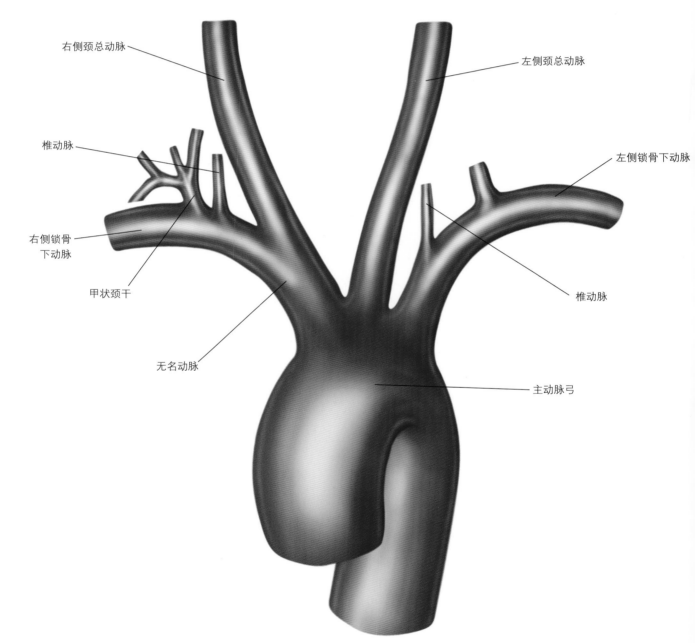

图1-1　主动脉弓的主要分支。

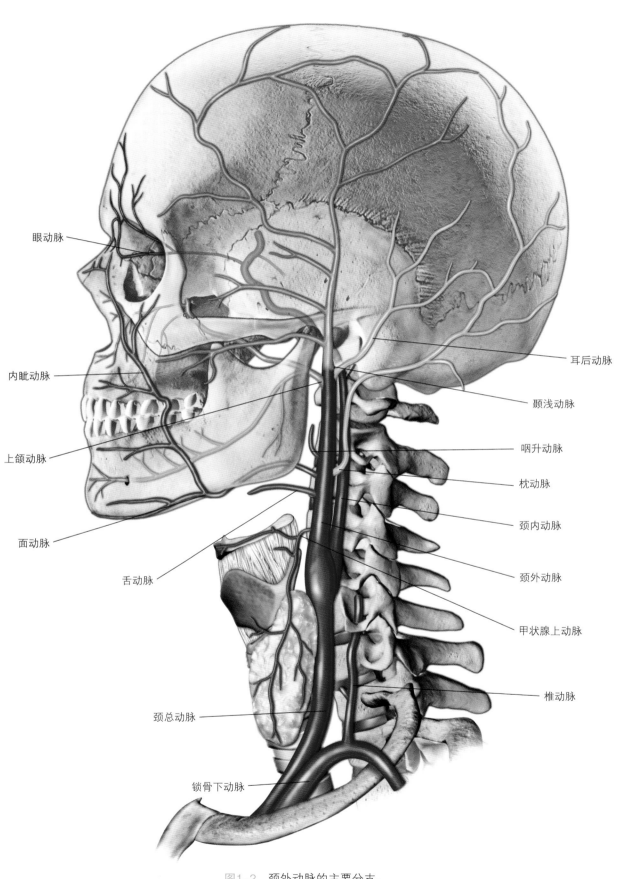

眼动脉

内眦动脉

上颌动脉

面动脉

舌动脉

颈总动脉

锁骨下动脉

耳后动脉

颞浅动脉

咽升动脉

枕动脉

颈内动脉

颈外动脉

甲状腺上动脉

椎动脉

图1-2　颈外动脉的主要分支。

上颌动脉

上颌动脉（图1-3）是位于腮腺区的颈外动脉终末支之一。 上颌动脉分支可分为3段：

- 第一段即下颌段（位于腮腺实质内部和外耳道前部）：在本段，上颌动脉向耳部、硬脑膜、颞下颌关节、下颌牙齿和下颌舌骨肌发出分支
- 第二段即翼肌段（位于颞下窝）：本段主要供应咀嚼肌、颊部黏膜和皮肤并通过颊动脉供应颊肌
- 第三段即翼腭段（通过翼上颌裂后进入翼腭窝的分支）：本段主要通过腭降动脉的分支供应软、硬腭，通过上牙槽后动脉供应上颌磨牙和前磨牙，通过翼管动脉供应咽上段和鼓室，通过咽动脉供应鼻咽和蝶窦，并通过眶下动脉供应上颌前牙

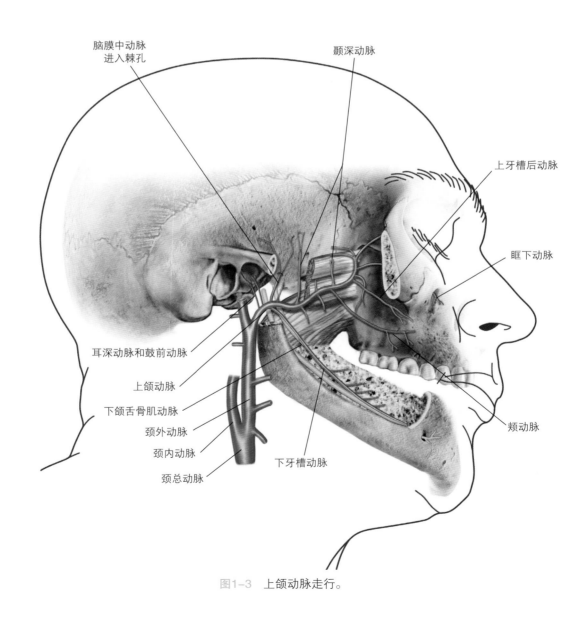

图1-3　上颌动脉走行。

上颌动脉在鼻中隔分出鼻支后终止为蝶腭动脉。 图1-4详细展示了上颌动脉的3段分支。

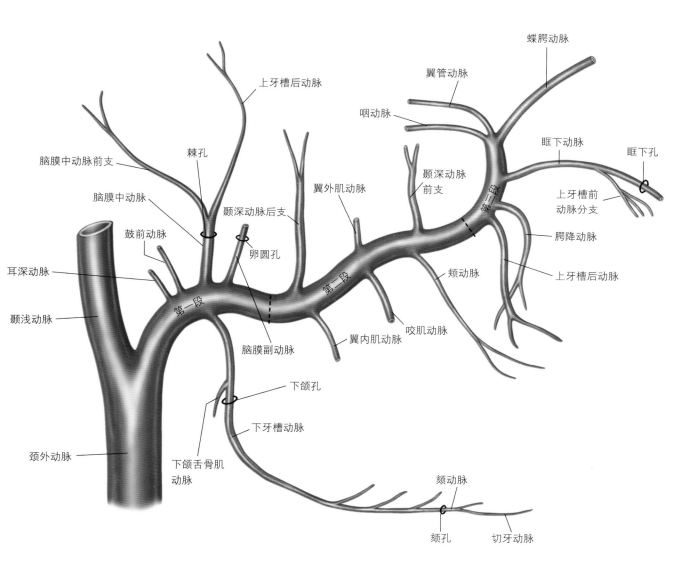

图1-4 上颌动脉3段的分支。

翼腭窝

　　翼腭窝也称为蝶腭窝，是颅骨侧面的一个狭窄的、锥形的窝。它是眼眶、鼻腔、口腔、鼻咽和颅中窝之间的交通要道（图1-5～图1-7）。 翼腭神经节和上颌动脉的终末分支位于其上部。翼腭窝与颞下窝、翼突窝一起称为上颌后间隙。

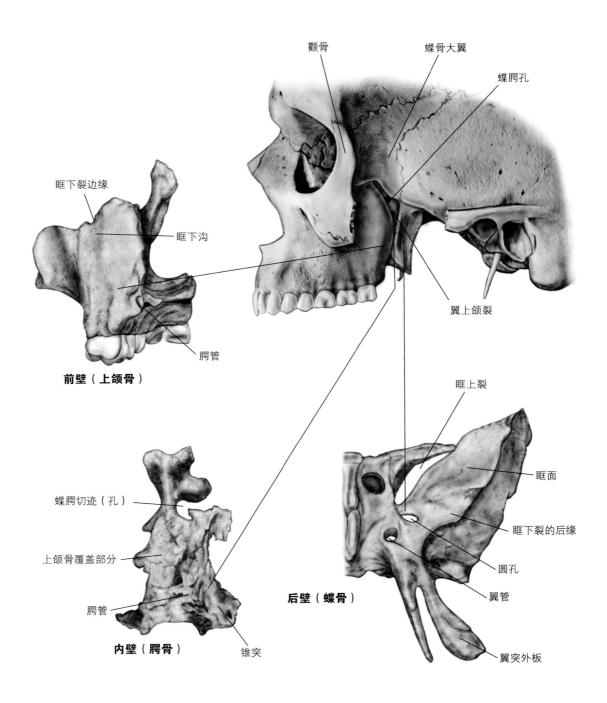

眶下裂边缘

眶下沟

腭管

前壁（上颌骨）

蝶腭切迹（孔）

上颌骨覆盖部分

腭管

内壁（腭骨）

锥突

颧骨　　　　蝶骨大翼

蝶腭孔

翼上颌裂

眶上裂

眶面

眶下裂的后缘

圆孔

翼管

后壁（蝶骨）

翼突外板

图1-5　左侧翼腭窝的前壁、内壁和后壁。

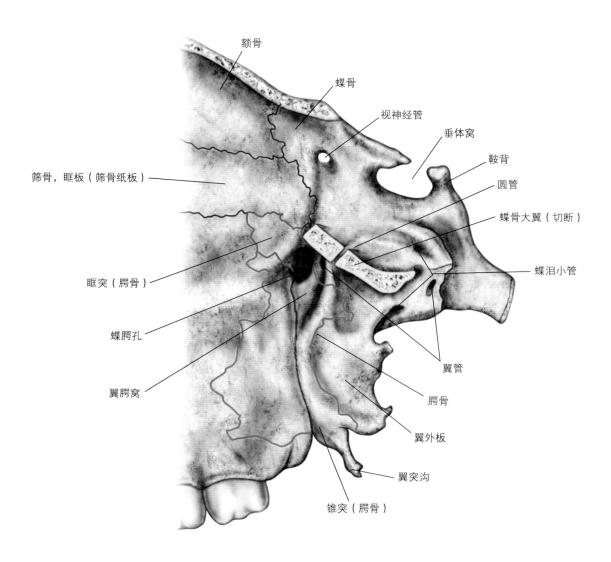

额骨

蝶骨

视神经管

垂体窝

鞍背

圆管

蝶骨大翼（切断）

蝶泪小管

筛骨，眶板（筛骨纸板）

眶突（腭骨）

蝶腭孔

翼腭窝

翼管

腭骨

翼外板

翼突沟

锥突（腭骨）

图1-6　去除颧骨、蝶骨大翼、颧弓和颞骨鳞部之后的翼腭窝。

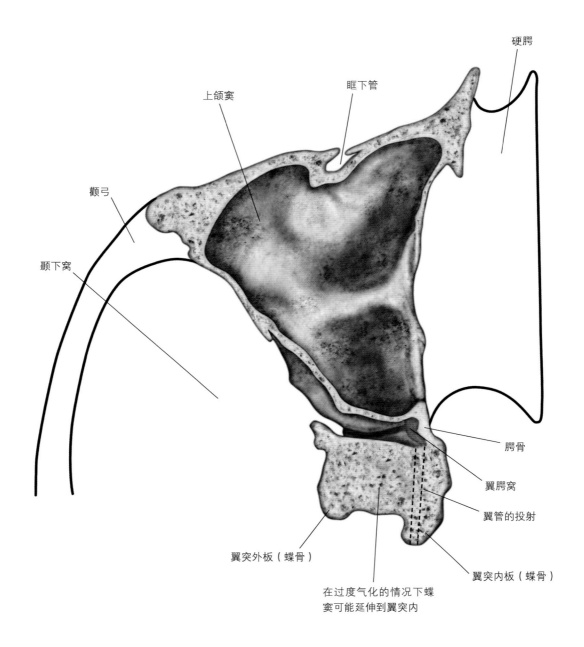

上颌窦

眶下管

硬腭

颧弓

颞下窝

腭骨

翼腭窝

翼管的投射

翼突外板（蝶骨）

翼突内板（蝶骨）

在过度气化的情况下蝶
窦可能延伸到翼突内

图1-7　眶下孔水平翼腭窝横断面。

翼腭窝的边界和交通[1-3]

前界包括上颌骨颞下表面的前部和中部。后界包括蝶骨的翼突根部。在后壁，该窝通过圆孔和翼管（也称为vidian管）与颅中窝联通。圆孔位于翼突的根部，在翼管的外侧上方。翼管位于翼腭神经节的内侧上方，即其神经位于翼腭窝主要血管的内侧，这使得外科医师可以避免在神经切断术中出现出血过多（图1-8）。

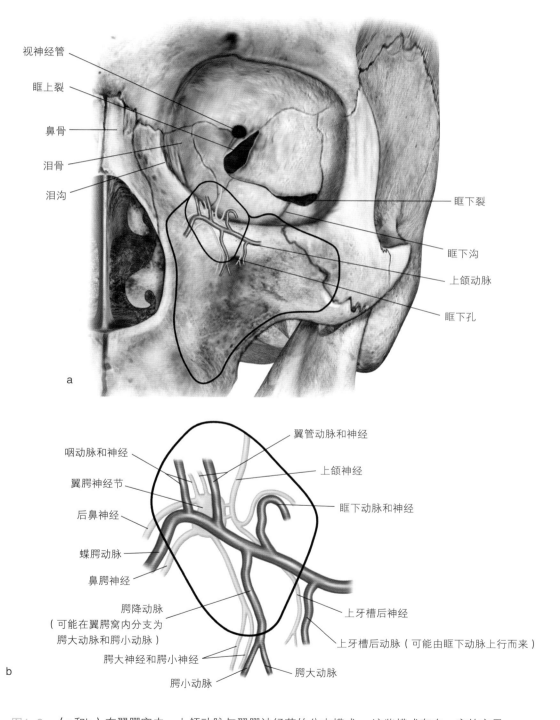

图1-8　（a和b）在翼腭窝内，上颌动脉与翼腭神经节的分支模式。这些模式存在一定的变异。

此外，在后壁的后下方，翼腭窝通过腭鞘管（咽管）与鼻咽联通。腭鞘管位于犁骨的鞘突和腭骨的蝶突之间，并从翼管和蝶骨的犁骨嵴之间进入蝶窦的底部。腭鞘管（咽管）在鼻腔中的开口位于翼突根部犁骨翼侧缘附近。

内侧边界包括腭骨的垂直板的一部分及其眶蝶突。翼腭窝通过蝶腭孔与此壁处的鼻腔相通。蝶腭孔在腭骨（和蝶腭切口）的前方、下方和后方以及蝶骨体的上方。从侧面看，翼腭窝通过翼上颌裂与颞下窝联通。

翼腭窝的上缘包括腭骨眶板的一小部分和蝶骨大翼的上颌面的一部分，并与眶下裂相连。

翼腭窝的下缘由腭骨锥突形成；翼腭管（腭大管）位于此下缘。翼腭管是翼腭窝的延续，它由腭骨垂直板的上颌表面与上颌骨衔接而成。它成了口腔顶部的腭大孔和腭小孔。

表1-1是对翼腭窝内容物的详细描述。

翼腭窝解剖的外科重要性

翼腭窝的解剖对于以下手术特别重要：

- 翼管神经切除术［用于治疗血管运动性鼻炎的翼神经切除、翼腭神经节的Sluder's神经痛、鳄鱼泪综合征、过敏性鼻炎（花粉症）和鼻息肉病］
- 上颌动脉结扎术（用于在鼻腔出血严重的情况下，无法通过前和/或后鼻孔填塞来控制出血）
- 颅面手术
- 涉及颅骨或鼻咽基部的手术
- 眼眶的外侧入路手术
- 外伤手术

血管运动性鼻炎是由鼻腔黏膜血管和腺体的副交感神经及交感神经刺激相对不平衡引起的。它的特点是流清亮鼻涕和鼻塞。

翼腭神经节的Sluder's神经痛是一种罕见的综合征，以单侧严重的、令人不安宁的烧灼感头痛为特征，这种感觉从眼睛和鼻梁开始，辐射至上颌和上颌牙齿、颧骨、乳突区和枕骨，或者甚至波及肩膀和手臂。

鳄鱼泪综合征（味觉流泪；进食流泪）是接近膝神经节的面神经损伤造成的一种罕见综合征，再生的节前涎腺神经纤维原本指向鼓索神经，此时错误地指向了蝶腭神经节，投射至泪腺。

表1-1		翼腭窝的内容物	
开口	**联通**	**位置**	**结构**
圆形孔	颅中窝	后壁	• CN V2
翼管	颅中窝	后壁	• 翼管神经（vidian神经，由岩大神经和岩深神经形成） • 翼管动脉 • 翼管静脉
腭鞘管（咽管）	鼻咽	后壁	• CN V2 翼腭神经节（神经节位于翼腭窝）的咽支 • 咽动脉（上颌动脉） • 咽静脉
蝶腭孔	鼻腔	内侧壁	• 鼻腭神经和鼻后上神经（均为CN V2翼腭神经节分支而来） • 蝶腭动脉（上颌动脉） • 蝶腭静脉
翼状上颌缝	颞下窝	侧壁	• 上牙槽后神经 • 上颌动脉的翼段（在发出上牙槽后动脉之后） • 上牙槽后静脉
眶下裂	眼眶	上壁	• 眶下和颧神经（CN V2） • 眶下动脉（上颌动脉） • 眶下静脉
翼腭管（腭大管）	口腔	下壁	• 腭降神经（CN V2）（在管内分为腭大神经和腭小神经） • 腭降动脉（上颌动脉）（在管内分为腭大动脉和腭小动脉） • 腭降静脉

黄色：神经；红色：动脉；蓝色：静脉。

头部静脉

头颈部的主要静脉是颈内静脉、颈外静脉和颈前静脉。 颈内静脉通过乙状窦、岩下窦和面、舌、甲状腺上、甲状腺中和下颌静脉（前支），收集颅内、面前部和外侧部以及口腔、颈部的血液。 颈外静脉通过耳后静脉和下颌后静脉，收集颅外侧部和枕部的血液。 颈前静脉收集颈前部血液。

翼静脉丛

翼静脉丛位于下颌支的内侧，翼内肌和翼外肌之间。 它通过面深静脉联通面静脉，通过上颌静脉联通下颌后静脉，并通过蝶导静脉连接到海绵窦。翼静脉丛汇入颈静脉。

翼丛这一结构对于口腔医师来说非常重要，因为进行上牙槽后神经阻滞时，针头可能会穿透颞下窝内的翼丛和上颌动脉（图1-9），从而引起血肿，导致注射后几分钟内口外的肿胀。血肿会引起组织压痛和变色，持续到血液被体内分解为止，并且如果针头被污染，则可能将感染扩散到海绵窦。其他如眶下神经阻滞和下牙槽神经阻滞也可导致血肿，所以为避免扎到血管，所有注射之前都应回吸。

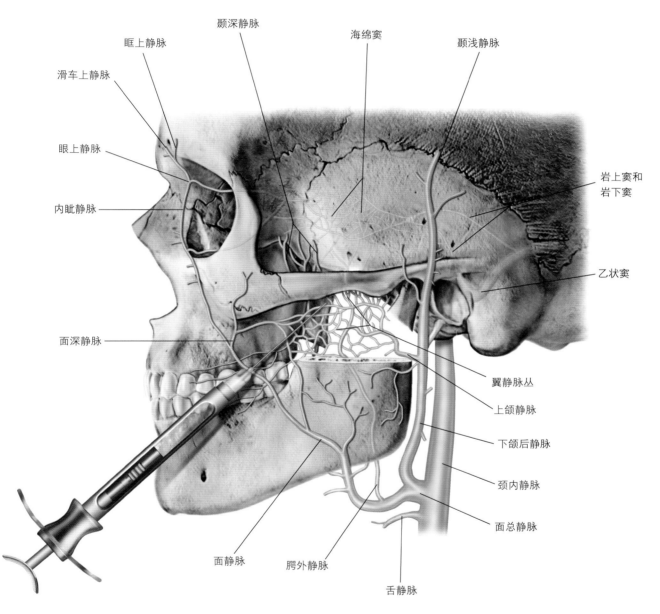

滑车上静脉

眶上静脉

颞深静脉

海绵窦

颞浅静脉

眼上静脉

岩上窦和
岩下窦

内眦静脉

乙状窦

面深静脉

翼静脉丛

上颌静脉

下颌后静脉

颈内静脉

面总静脉

面静脉

腭外静脉

舌静脉

图1-9　翼静脉丛。

三叉神经

12对颅神经控制头部和颈部的运动与感觉功能。表1-2和图1-10总结了这些神经出颅骨孔及其功能。

表1-2	脑神经的出颅孔及其功能		
神经	名称	颅底孔	功能
I	嗅	筛状板	司嗅觉
II	视	视神经管	司视觉
III	动眼	眶上裂	司6块动眼肌肉运动
IV	滑车	眶上裂	司1块动眼肌肉运动
V1	三叉/眼支	眶上裂	司泪腺、附近的鼻窦、头皮、额头、上眼睑和鼻部的感觉
V2	三叉/上颌支	圆孔	司部分鼻腔和口腔以及颊部、上唇皮肤的感觉
V3	三叉/下颌支	卵圆孔	司下颌、下唇、颞部皮肤和大部分口腔的感觉 咀嚼肌、二腹肌前腹、下颌舌骨肌、鼓膜张肌和腭帆张肌的运动
VI	展	眶上裂	司1块动眼肌肉运动
VII	面	内耳门	司表情肌、镫骨肌、二腹肌后腹的运动，并支配泪腺、口腔和鼻黏膜、颌下腺和舌下腺 司外耳道、耳廓、乳突、咽、鼻、腭黏膜的感觉，并通过鼓索支配舌前2/3的味觉
VIII	前庭蜗	内耳门	司平衡和听觉
IX	舌咽	颈静脉孔	司茎突咽肌和腮腺的运动 司耳后外部、耳屏、舌后1/3、软腭、鼻咽、鼓膜、咽鼓管、乳突区的感觉和舌后1/3的味觉
X	迷走	颈静脉孔	司咽喉部肌肉的运动，包括腭舌肌；也支配咽、喉、心脏、食管和胃的平滑肌与腺体 司耳、外耳道、鼓膜外表面、颅后窝硬脑膜、喉、肺、心脏、食道和胃的感觉
XI	副	颈静脉孔	司胸锁乳突肌和斜方肌的运动
XII	舌下	舌下神经管	司除腭舌肌（由 CN X 支配）以外所有舌内肌和舌外肌的运动

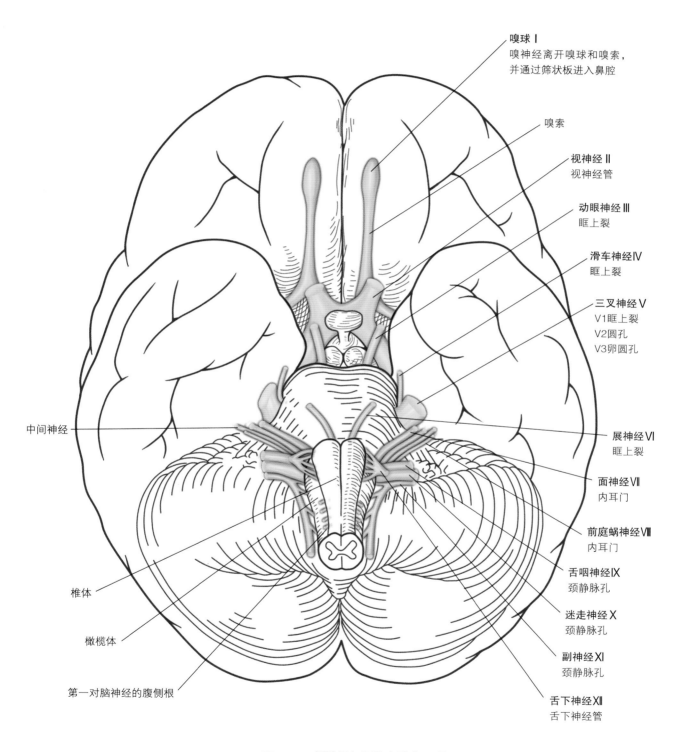

嗅球 I
嗅神经离开嗅球和嗅索，
并通过筛状板进入鼻腔

嗅索

视神经 II
视神经管

动眼神经 III
眶上裂

滑车神经 IV
眶上裂

三叉神经 V
V1眶上裂
V2圆孔
V3卵圆孔

展神经 VI
眶上裂

面神经 VII
内耳门

前庭蜗神经 VIII
内耳门

舌咽神经 IX
颈静脉孔

迷走神经 X
颈静脉孔

副神经 XI
颈静脉孔

舌下神经 XII
舌下神经管

中间神经

椎体

橄榄体

第一对脑神经的腹侧根

图1-10　颅神经起源的大脑底面观。

上颌神经（CN V2）

上颌神经（图1-11a）是第五对颅神经（三叉神经）的第二支。 它的功能是支配上颌牙齿鼻腔、鼻窦和睑板与口腔之间的皮肤（图1-11b和图1-11c）的感觉。 在颅内，上颌神经发出脑膜中神经，然后通过圆孔进入翼腭窝，在那里分为颧神经、神经节支（翼腭神经）和眶下神经。

- 颧神经穿过眶下裂，向泪神经发出感觉纤维，然后分成颧颞支（颞）和颧面支（支配颧弓的皮肤）
- 神经节支包括通过蝶腭孔进入鼻腔的鼻支（鼻腭支）、支配软腭和硬腭的腭神经（腭大神经和腭小神经），以及支配咽上部感觉的咽神经
- 眶下神经通过眶下裂进入眶内（在发出上牙槽后神经至磨牙和上牙槽中神经之后）；它由眶下沟和眶下管进入眶底，在那里分支进入上牙槽前神经，并出现在眶下孔相应面部。 在这里它被称为眶下神经——终末支。 在终末，神经位于双侧唇下方，并分成支配鼻外侧、下眼睑和上唇（上唇侧神经）的若干分支，与面神经的纤维交织

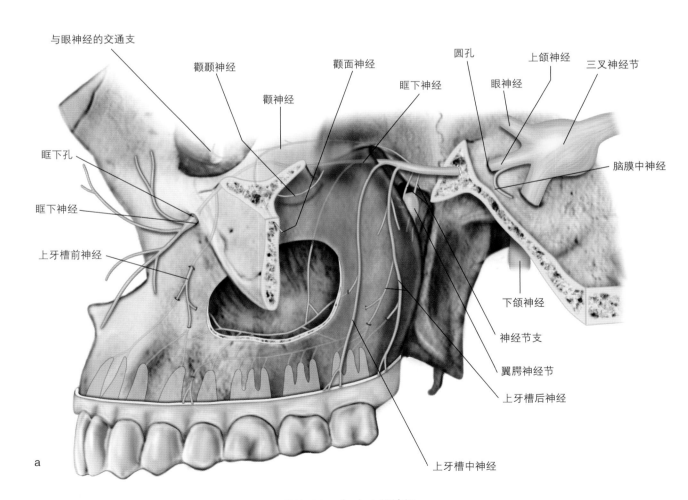

a

图1-11 （a）上颌神经。

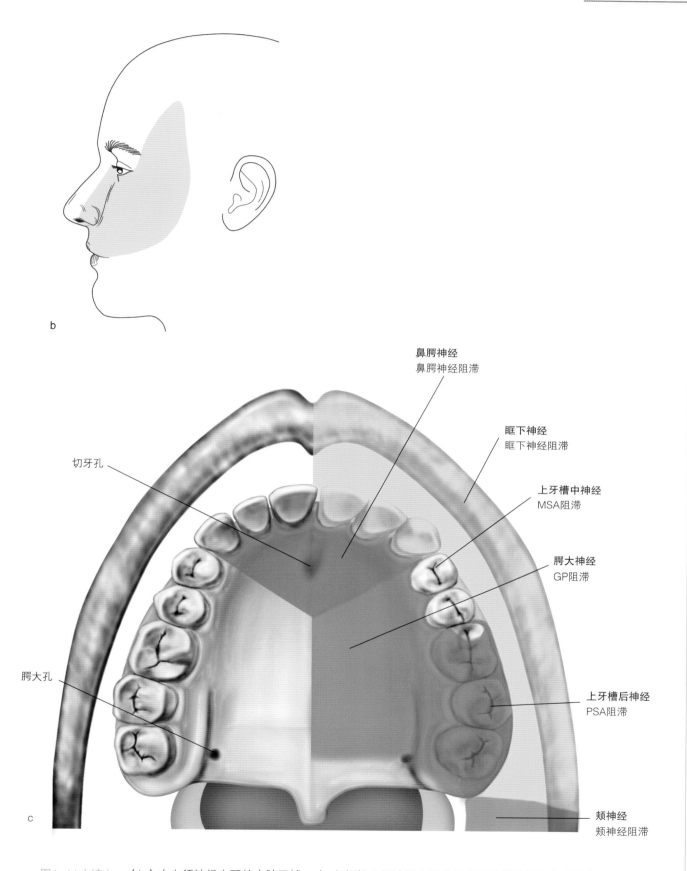

b

鼻腭神经
鼻腭神经阻滞

眶下神经
眶下神经阻滞

上牙槽中神经
MSA阻滞

切牙孔

腭大神经
GP阻滞

腭大孔

上牙槽后神经
PSA阻滞

c

颊神经
颊神经阻滞

图1-11（续）　（b）由上颌神经支配的皮肤区域。（c）根据上颌神经支配的各个区域所推荐的麻醉技术。

下颌神经（CN V3）

下颌神经（图1-12a）是三叉神经的第三支，由三叉神经节发出。与其他两个分支（上颌神经和眼神经都是单纯的感觉神经）不同，下颌神经既有感觉纤维也有运动纤维。

在通过卵圆孔并发出进入颞下窝的脑膜分支后，下颌神经分为感觉支——耳颞神经、舌神经、下牙槽神经和颊神经，支配下颌、下唇、颞部和口腔大部分的感觉（图1-12b）；另一支为支配咀嚼肌（咬肌神经、颞深神经和翼神经）的运动支。

下牙槽神经包含了运动纤维支配二腹肌前腹，以及通过下颌孔进入下颌管的感觉纤维；它发出分支至下颌牙齿，并出颏孔称为颏神经（见第6章）。 损伤下牙槽神经将影响其以及颏神经支配的区域的感觉。三叉神经的分支也常与来源于其他颅神经的纤维吻合。

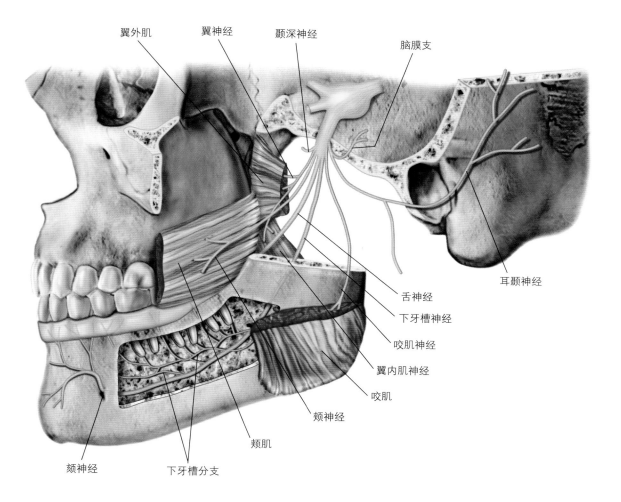

翼外肌　　翼神经　　颞深神经　　　脑膜支

舌神经

下牙槽神经

咬肌神经

翼内肌神经

咬肌

颊神经

耳颞神经

颏神经　　　下牙槽分支　　　颊肌

a

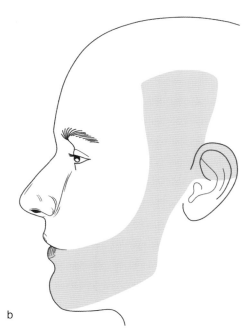

b

图1-12　（a）下颌神经。（b）由下颌神经支配的皮肤区域。

参考文献

[1] Choi J, Park HS. The clinical anatomy of the maxillary artery in the pterygopalatine fossa. J Oral Maxillofac Surg 2003;61:72–78.

[2] Li J, Xu X, Wang J, Jing X, Guo Q, Qiu Y. Endoscopic study for the pterygopalatine fossa anatomy: Via the middle nasal meatus-sphenopalatine foramen approach. J Craniofac Surg 2009;20:944–947.

[3] Osawa S, Rhoton AL Jr, Seker A, Shimizu S, Fujii K, Kassam AB. Microsurgical and endoscopic anatomy of the vidian canal. Neurosurgery 2009;64(5 suppl 2):385–411.

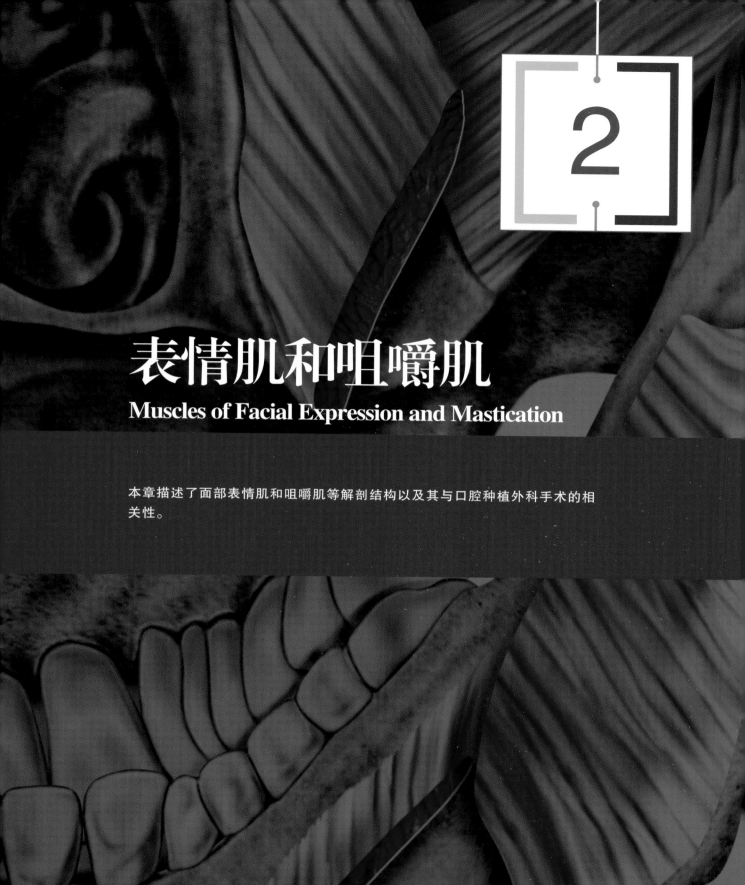

表情肌和咀嚼肌
Muscles of Facial Expression and Mastication

本章描述了面部表情肌和咀嚼肌等解剖结构以及其与口腔种植外科手术的相关性。

面部表情肌

面部表情肌是面部表层的成对肌肉（表2-1和图2-1~图2-4）。它们几乎全部起源于骨骼（很少是筋膜），止于皮肤，并且所有这些肌肉受面神经（CN Ⅶ）支配。

表2-1	面部表情肌			
肌肉	起点	止点	主要作用	神经支配
额枕肌／颅顶肌（额腹）	冠状缝附近的帽状腱膜（颅顶腱膜）	眉和前额的皮下组织	抬眉；形成额纹	面神经的额支
额枕肌／颅顶肌（枕腹）	枕骨和颞骨	冠状缝附近的帽状腱膜	向后牵拉头皮	面神经的耳后支
耳周围肌	耳前肌：颞筋膜	耳轮	向上向前提拉耳	面神经的颞支
	耳上肌：颞筋膜	耳轮	向上向后提拉耳	
	耳后肌：帽状筋膜	耳廓的上部	提耳	
眼轮匝肌	眼眶内侧缘、内眦韧带、泪嵴	邻近的肌肉（枕额肌、皱眉肌等）	闭合眼睑	面神经的颞支和颧支
皱眉肌	眉弓上的骨面	眶上缘的皮肤（眉毛）	与眼轮匝肌共同向内侧和下方拉动眉毛（眯眼时）	面神经的颞支
降眉间肌	下鼻骨的面部腱膜	眉间的皮肤	向内侧和下方拉动眉毛（皱眉时）	面神经的颞支和颧支
鼻肌	横部：上颌骨	鼻梁腱膜	挤压鼻孔	面神经的颊支和颧支
	翼部：上颌骨	鼻翼	扩张鼻孔	
提上唇鼻翼肌	颌骨的额突	鼻翼软骨和上唇肌肉（提上唇肌和口轮匝肌）	提上唇和扩大鼻孔	面神经的颊支和颧支

表2-1（续）	面部表情肌			
肌肉	起点	止点	主要作用	神经支配
提上唇肌	提上唇肌	上唇皮肤	提上唇	面神经的颊支和颧支
颧大肌	颧骨（侧面和后面）	口角肌	向侧方和上方牵拉口角	面神经的颧支
颧小肌	颧骨（侧面和后面）	上唇口角	向上提拉上唇	面神经的颧支
降下唇肌	下颌骨（斜线前部）	下唇中部	向侧方和下方牵拉下唇	面神经的下颌支
降口角肌	下颌骨（尖牙、前磨牙和第一磨牙下方）	口角的皮肤和口轮匝肌	向侧方和下方牵拉口角	面神经的颊支和下颌支
颊肌	上、下颌牙槽突的磨牙区	嘴唇、口轮匝肌和唇颊的黏膜下层	帮助婴儿吸吮，咀嚼时保持食物不进入口腔前庭，从口腔排出气体	面神经的颊支
口轮匝肌	上、下颌的皮肤深部	嘴唇黏膜	闭合嘴唇（当吹口哨、吸吮或亲吻时）	面神经的颊支和下颌支
笑肌	咬肌的浅层筋膜	口角的皮肤	大笑时收缩口角	面神经的颊支
颏肌	下唇系带	颏部的皮肤	上提和前伸下唇（喝水时）	面神经的下颌支
颈阔肌	颈部下方和咽喉外上侧的皮肤	下颌骨的下缘、面下部的皮肤和口角	使面下部和口裂周围的皮肤起皱	面神经的颈支

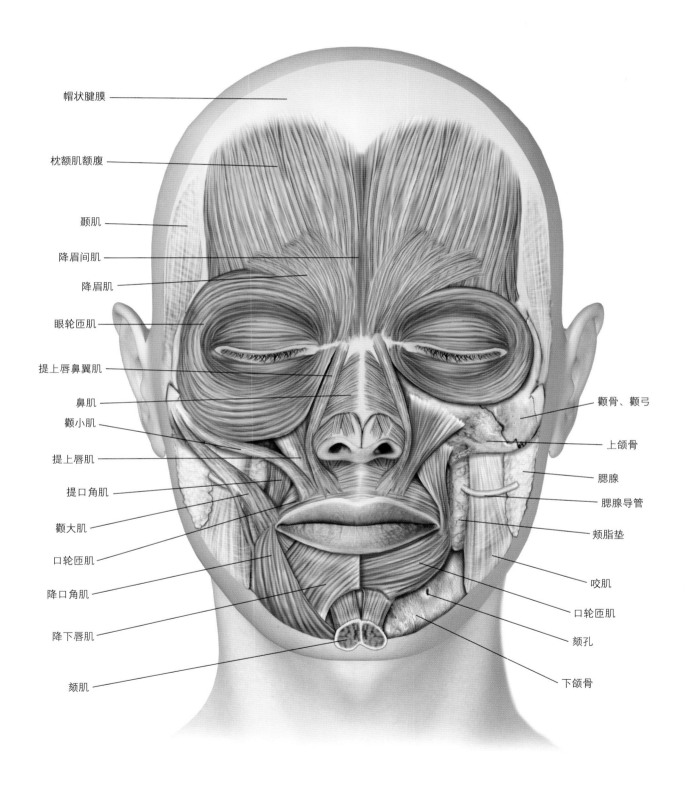

帽状腱膜

枕额肌额腹

颞肌

降眉间肌

降眉肌

眼轮匝肌

提上唇鼻翼肌

鼻肌

颧小肌

提上唇肌

提口角肌

颧大肌

口轮匝肌

降口角肌

降下唇肌

颏肌

颧骨、颧弓

上颌骨

腮腺

腮腺导管

颊脂垫

咬肌

口轮匝肌

颏孔

下颌骨

图2-1　面部表情肌的前面观。

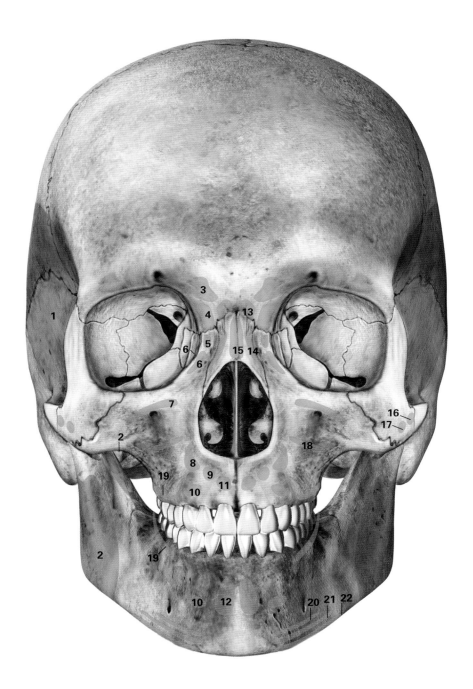

肌肉的附着点
1. 颞肌
2. 咬肌
3. 皱眉肌
4. 眼轮匝肌，眶部
5. 眼轮匝肌，睑部
6. 眼轮匝肌，泪囊部
7. 提上唇肌
8. 鼻肌，横部
9. 鼻肌，翼部
10. 口轮匝肌
11. 降鼻中隔肌
12. 颏肌
13. 降眉肌
14. 提上唇鼻翼肌
15. 皱眉间肌
16. 颧大肌
17. 颧小肌
18. 提口角肌
19. 颊肌
20. 降下唇肌
21. 降口角肌
22. 颈阔肌

图2-2　面部表情肌和咀嚼肌起点的前面观。

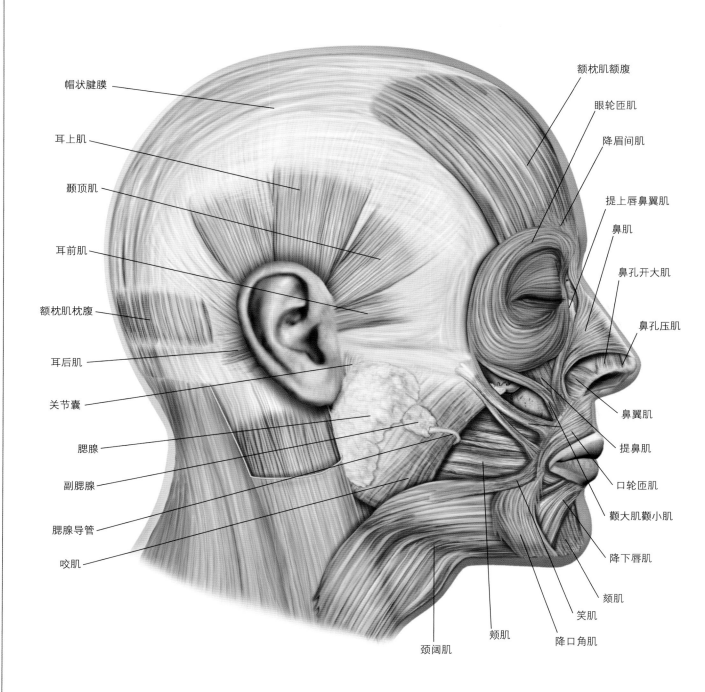

帽状腱膜

耳上肌

颞顶肌

耳前肌

额枕肌枕腹

耳后肌

关节囊

腮腺

副腮腺

腮腺导管

咬肌

额枕肌额腹

眼轮匝肌

降眉间肌

提上唇鼻翼肌

鼻肌

鼻孔开大肌

鼻孔压肌

鼻翼肌

提鼻肌

口轮匝肌

颧大肌颧小肌

降下唇肌

颏肌

笑肌

降口角肌

颊肌

颈阔肌

图2-3　面部表情肌的侧面观。

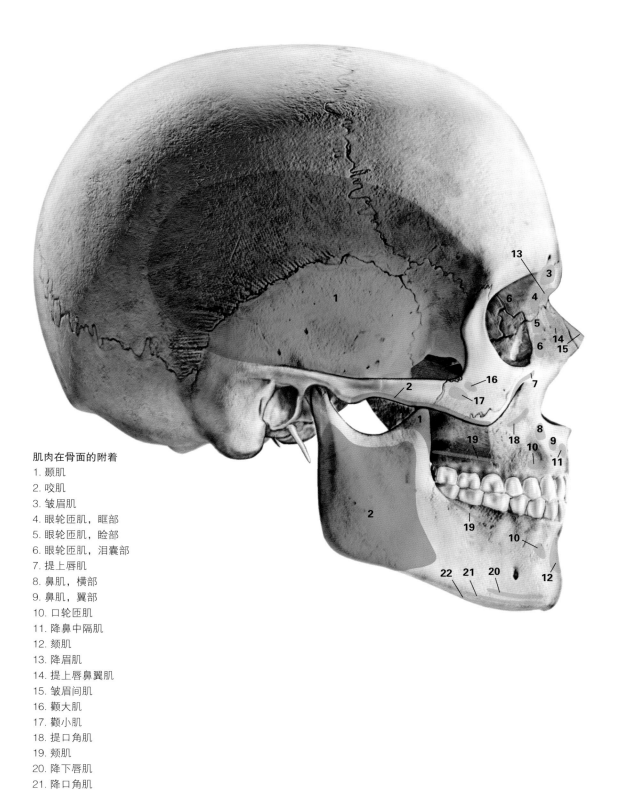

肌肉在骨面的附着

1. 颞肌
2. 咬肌
3. 皱眉肌
4. 眼轮匝肌，眶部
5. 眼轮匝肌，睑部
6. 眼轮匝肌，泪囊部
7. 提上唇肌
8. 鼻肌，横部
9. 鼻肌，翼部
10. 口轮匝肌
11. 降鼻中隔肌
12. 颏肌
13. 降眉肌
14. 提上唇鼻翼肌
15. 皱眉间肌
16. 颧大肌
17. 颧小肌
18. 提口角肌
19. 颊肌
20. 降下唇肌
21. 降口角肌
22. 颈阔肌

图2-4　面部表情肌（红色）和咀嚼肌（蓝色）止点的侧面观。

咀嚼肌

咀嚼肌位于面部的腮腺区和颞下区（表2-2和图2-5~图2-10；同见图2-2和图2-4）。它们都受三叉神经的下颌支支配。

表2-2	咀嚼肌			
肌肉	起点	止点	主要作用	神经支配
咬肌（浅层）	颧骨的上颌突和颧弓的前部	下颌支侧面的后部	提下颌并辅助下颌前伸、后退和侧方运动	咬肌神经（CN V3）
咬肌（中层）	颧弓前部	下颌支侧面的中部		
咬肌（深层）	颧弓后部深处	下颌支侧面的上部和喙突		
颞肌（浅头）	颞筋膜	下颌喙突	前部肌纤维上提下颌骨，后部肌纤维使下颌向后运动；单侧收缩使下颌侧方运动（咀嚼时）	颞深神经（CN V3）
颞肌（深头）	颞窝			
翼外肌（上头）	蝶骨大翼的颞下嵴	下颌骨（颞窝）和颞下颌关节（关节盘）	单侧收缩引起下颌侧向运动（咀嚼时）；双侧收缩前伸下颌	翼外肌神经（CN V3）
翼外肌（下头）	蝶骨翼外板的外侧面	下颌骨（颞窝和髁突）		
翼内肌（浅头）	上颌结节和腭骨锥突	下颌角内侧面的翼肌粗隆	上提下颌骨	翼内肌神经
翼内肌（深头）	翼外板的内侧面和翼窝			

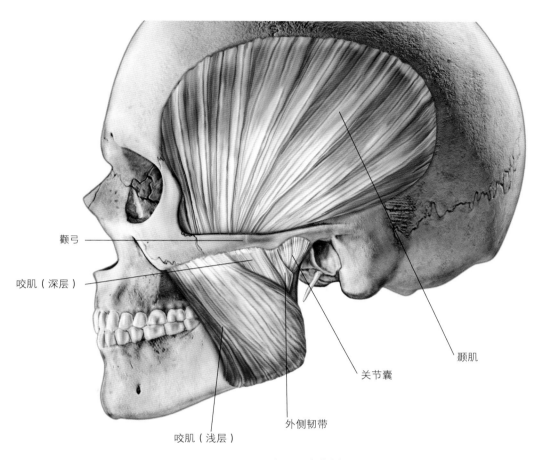

颞弓

咬肌（深层）

颞肌

关节囊

外侧韧带

咬肌（浅层）

图2-5　咬肌止点的侧面观。

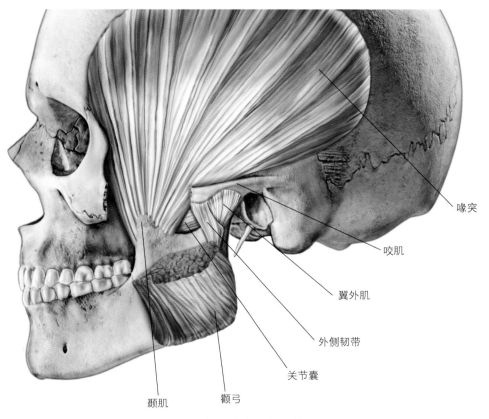

喙突

咬肌

翼外肌

外侧韧带

关节囊

颞肌

颞弓

图2-6　颞肌止点的侧面观。

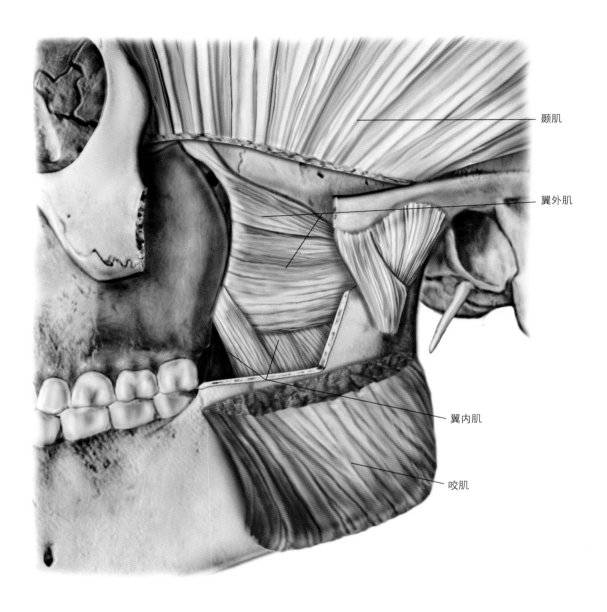

颞肌

翼外肌

翼内肌

咬肌

图2-7　翼外肌止点的侧面观。

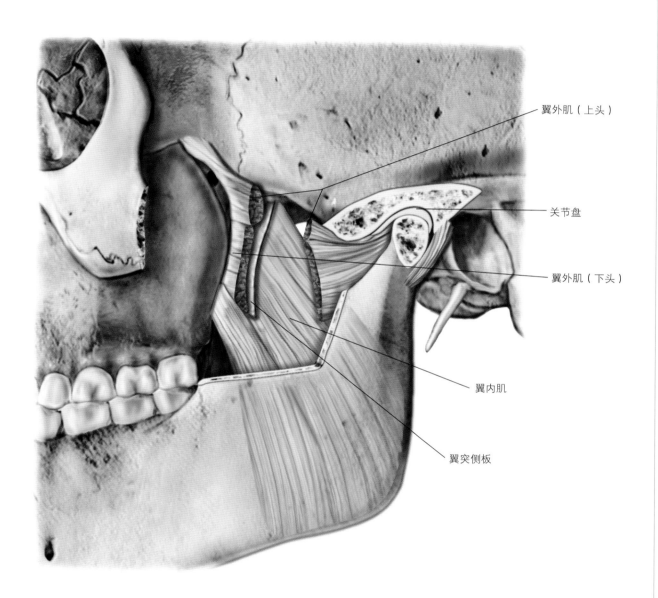

图2-8 翼内肌止点的侧面观。

翼外肌（上头）

关节盘

翼外肌（下头）

翼内肌

翼突侧板

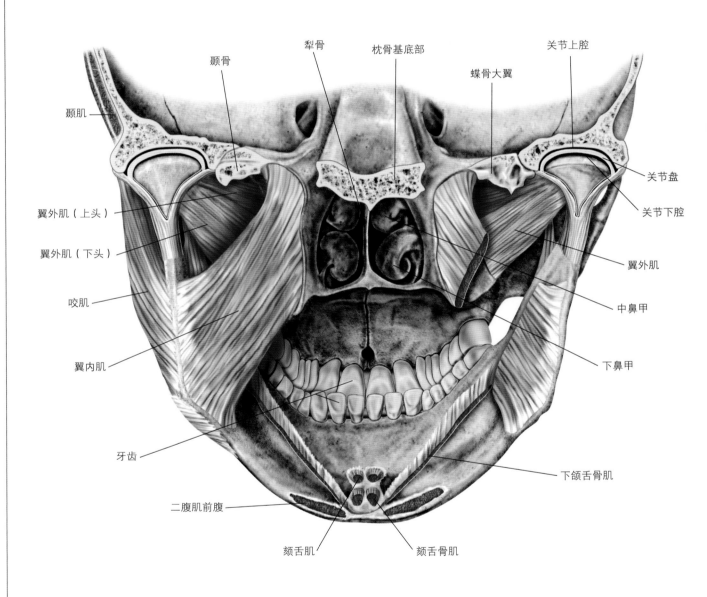

颞肌

翼外肌（上头）

翼外肌（下头）

咬肌

翼内肌

牙齿

二腹肌前腹

颞骨

犁骨

枕骨基底部

蝶骨大翼

关节上腔

关节盘

关节下腔

翼外肌

中鼻甲

下鼻甲

下颌舌骨肌

颏舌肌

颏舌骨肌

图2-9　翼内肌和翼外肌止点的后面观。

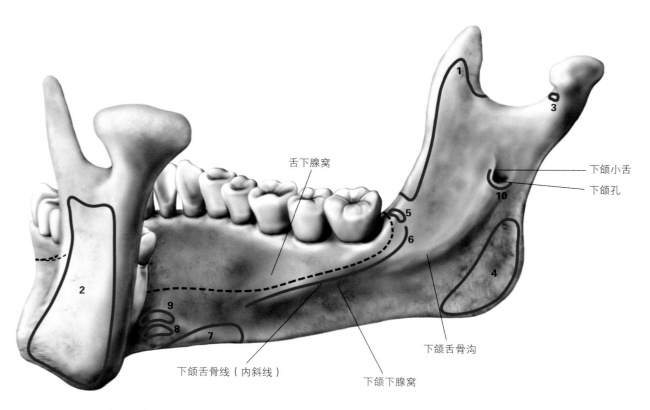

舌下腺窝

下颌小舌

下颌孔

10

5

6

4

下颌舌骨沟

下颌舌骨线（内斜线）

下颌下腺窝

2

9

8

7

1

3

下颌肌肉附着（内侧面观）
1. 颞肌
2. 咬肌
3. 翼内肌
4. 翼外肌
5. 翼突下颌缝和咽上缩肌
6. 下颌舌骨肌
7. 二腹肌前腹
8. 颏舌骨肌
9. 颏舌肌
10. 蝶下颌韧带

图2-10　肌肉在下颌骨内侧面的止点。虚线表示口腔黏膜附着的极限。

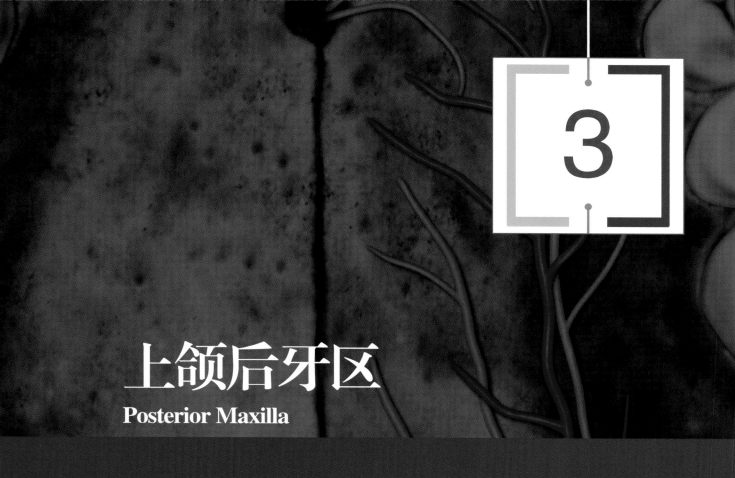

上颌后牙区

Posterior Maxilla

本章描述了位于上颌后牙区如腭大孔和腭小孔、腭大动脉和腭大神经、上颌窦以及颊脂垫等解剖结构。本章还讨论了上颌后牙区不同骨吸收形式下的解剖表现以及相应的处理方法。

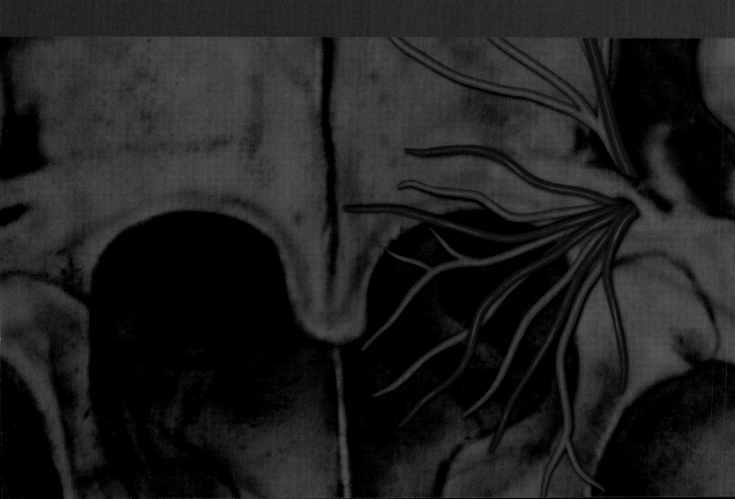

腭大孔和腭小孔

　　上颌动脉和神经进入翼上颌裂，大约在距鼻底上方16.6mm到达翼腭窝，在翼腭窝内分支发出上牙槽后动脉、眶下动脉和腭降动脉。眶下动脉出眶下孔后发出上牙槽前动脉。腭降动脉在翼腭窝走行一小段之后进入翼腭管。它在翼腭管内向下、向前并且略向中线走行约10mm，向前方在第三磨牙相对的位置或第三磨牙远中，或第二磨牙与第三磨牙之间出腭大孔。在翼腭管内，腭降动脉发出分支腭小动脉支配软腭和扁桃体的血供（图3-1）。

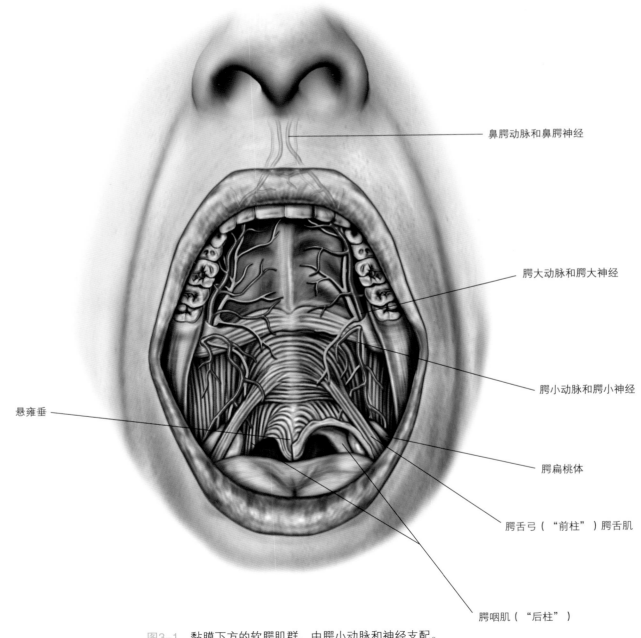

图3-1　黏膜下方的软腭肌群，由腭小动脉和神经支配。

鼻腭动脉和鼻腭神经

腭大动脉和腭大神经

腭小动脉和腭小神经

悬雍垂

腭扁桃体

腭舌弓（"前柱"）腭舌肌

腭咽肌（"后柱"）

颅骨通常都是对称的。许多研究[1-4]报道了腭大孔到腭中缝或者到硬腭远中边缘的平均距离；然而由于存在变异，这个数值对于特定的患者可能仍然不准确。所以如果计划在此区域进行麻醉或者翻瓣，需要在三维CT上确定腭大孔的位置（图3-2）。

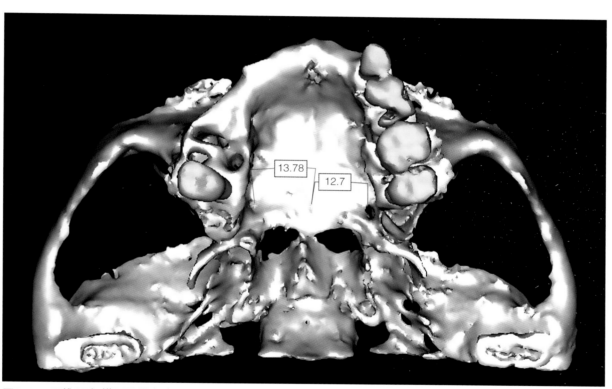

图3-2　三维CT扫描可见腭大孔／腭大神经束的位置，以及它们与腭中缝和磨牙的相对位置关系。

腭大动脉和腭大神经

腭大动脉和腭大神经出腭大孔之后，经行硬腭到达切牙孔进入鼻腔，在鼻中隔与蝶腭动脉吻合（图3-3）。上颌动脉的终末支为蝶腭动脉，途经蝶腭孔为鼻腔侧壁以及鼻中隔提供血液（见第4章）。它通过后部鼻侧动脉及鼻中隔分支（在越过上腭之后）到达这些区域。

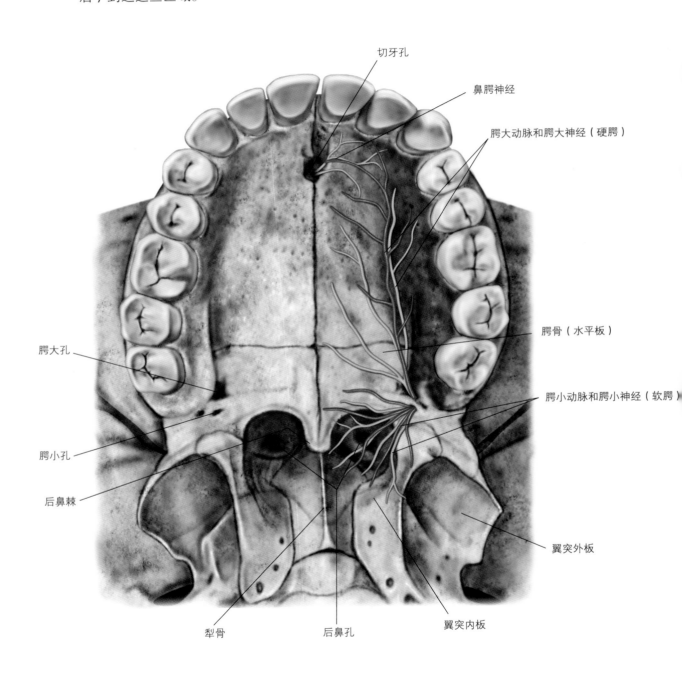

切牙孔

鼻腭神经

腭大动脉和腭大神经（硬腭）

腭骨（水平板）

腭小动脉和腭小神经（软腭）

翼突外板

腭大孔

腭小孔

后鼻棘

犁骨

后鼻孔

翼突内板

图3-3　硬腭表面腭大动脉和腭大神经走行。

口腔手术要点

在邻近腭大动脉的位置进行切开和翻瓣时（如取结缔组织移植物[5-7]或者关闭口腔上颌窦瘘时），应该与动脉之间保持一定的安全距离，同时剥离子的尖端始终贴于骨面上以防止损伤动脉以及引起软组织坏死。腭穹隆的大小和形态会影响此区安全获取移植物的最大尺寸。Reiser等[8]的研究显示，腭穹隆高拱的患者腭大神经血管束距离牙龈边缘的平均距离是17mm，腭穹隆中高的患者该平均距离为12mm，而腭穹隆低平的患者该平均距离为7mm（图3-4）。此外，腭大神经血管束位于腭穹隆垂直壁和水平壁的交界处。大部分牙周健康的患者，可以在此处取大约8mm的游离结缔组织[9]。

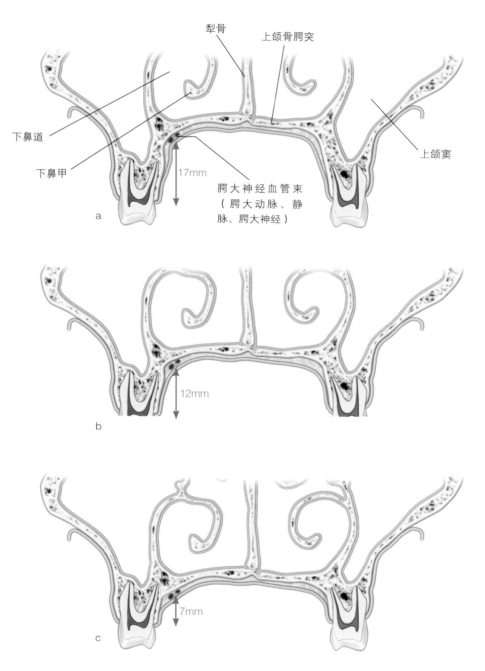

图3-4 （a～c）显示了腭大动脉和腭大神经从硬腭表面到游离龈的距离。

图3-5描述了从硬腭获取结缔组织移植物的过程。结缔组织移植物的供区范围为尖牙远中以及第一磨牙远中。在手术之前，确认黏膜有充分的厚度（3～4mm），否则术后易发生局部坏死（图3-5a）。

首先，第一个直切口应使用15c刀片从距龈缘约5mm的位置切开（为保障良好的愈合，瓣的厚度不能少于1.5mm）。第二个切口应该在第一个切口的冠方1～2mm处，在近远中向做5～10mm的垂直切口达骨面（图3-5b）。水平切口和垂直切口的长度取决于所需移植物的长度与宽度，以及供区的大小（图3-4）。用组织钳把持瓣的边缘，暴露腭侧结缔组织层。刀刃向着腭中央切割，与腭部软组织平行而不穿通黏膜（图3-5c）。用一个小的剥离子从骨面轻柔翻起黏骨膜结缔组织全厚瓣（图3-5d），然后用15c刀片修整其基底部，并从骨面分离（图3-5e）。移植物的边缘保留1～2mm的上皮，形状与受区相吻合（图3-5f）。将受区和供区分别缝合。

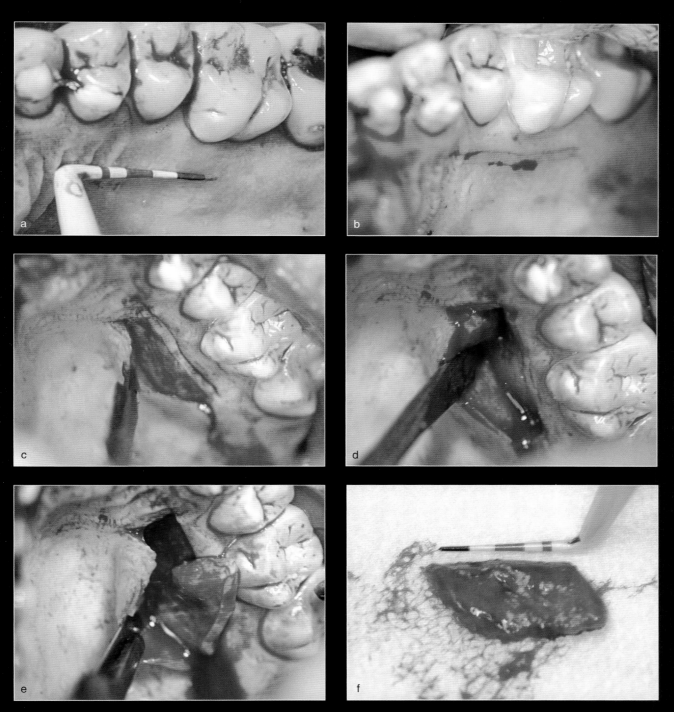

图3-5 腭部获取结缔组织移植物的过程。（a）根据受区位点的需求，在供区位置获取结缔组织移植物。（b）距离龈缘5mm处做一垂直半厚切口，随后在切口冠方1~2mm处做切口切至骨面。（c）组织钳夹持，刀片向前朝向腭部中央，平行于腭部软组织。（d）从骨面翻开一块全厚的带骨膜结缔组织移植物。（e）从结缔组织移植物基底部切断并从骨面分离。（f）修整成形后，为移植备用。

上颌窦

发育

人体有4对鼻旁窦：额窦、蝶窦、筛窦和上颌窦（图3-6）。当然，仅有上颌窦对种植医师有重大意义。

上颌窦是胚胎发育的第一个窦腔，大约在胚胎第10周开始[10]。在胚胎第5个月，窦腔开始扩张至上颌骨，并于出生后开始气化。婴儿的上颌窦大小约为8mm×4mm×4mm，并在出生后第1年迅速扩张，通常在12个月时扩张至眶下神经外侧。经过儿童期的持续增长，随着乳牙和恒牙的萌出以及牙槽突的发育进入快速扩张期，12~14岁上颌窦达到成人的尺寸[11-12]。

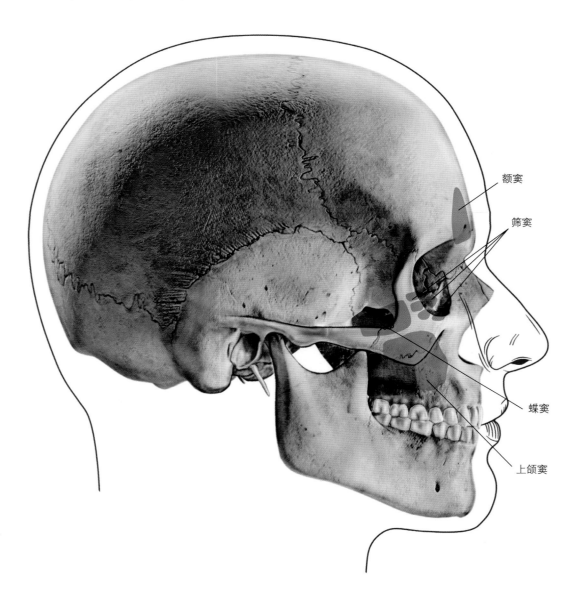

额窦

筛窦

蝶窦

上颌窦

a

图3-6 （a）4对鼻旁窦，侧面观。

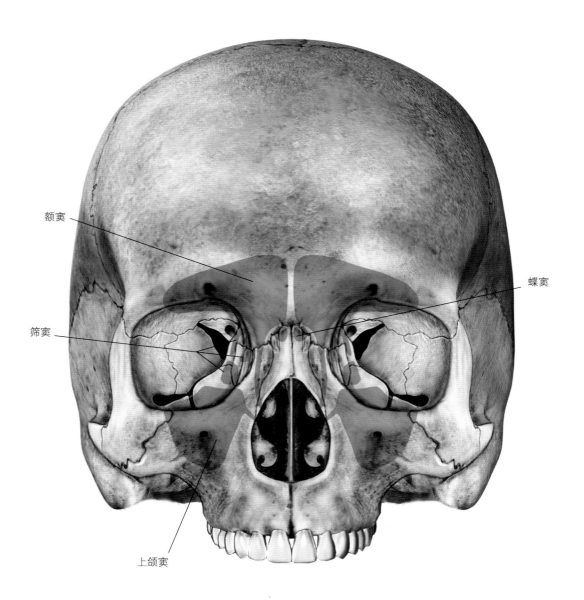

额窦

蝶窦

筛窦

上颌窦

b

图3-6（续）　（b）4对鼻旁窦，前面观。

儿童期，上颌窦底和上颌牙齿根尖有相当的距离。到12岁，上颌窦底常位于鼻底水平。上颌窦会持续向下扩张[13]（图3-7），这常与口腔事件有关，比如第三磨牙的萌出和上颌磨牙的拔除或丧失。

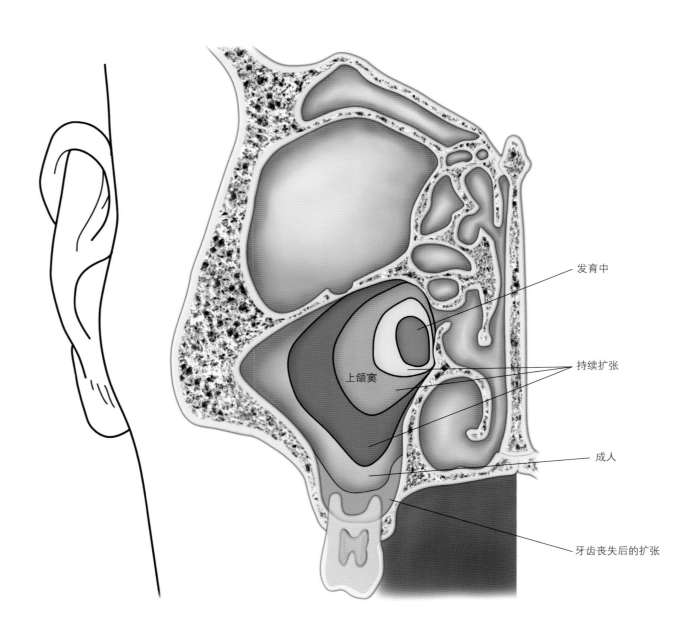

发育中

持续扩张

成人

牙齿丧失后的扩张

上颌窦

图3-7　上颌窦的发育。

上颌窦向下持续地气化最终导致牙槽骨变得极度菲薄，而不能有充足的高度来支持牙种植体[11]（图3-8）。切牙牙根通常不邻近上颌窦，而上颌前磨牙和磨牙牙根常常位于上颌下方。第二磨牙的牙根最接近于上颌窦腔，其次为第一磨牙和第三磨牙[14]。

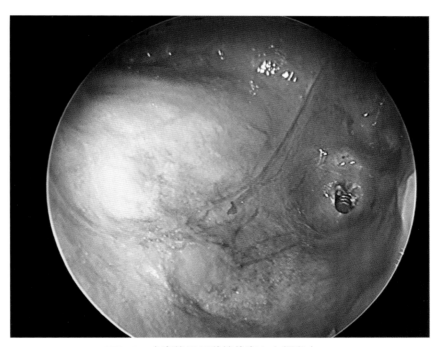

图3-8　内窥镜显示种植体穿入上颌窦内。

骨性结构

　　成人上颌窦大致呈朝向外侧的锥形，平均3.75cm（高）×2.5cm（深）×3cm（宽）[15]。平均体积为15～20mL[16]。上颌窦内侧壁（同时是鼻腔的侧壁）通常有一通道与鼻腔联通。该壁（图3-9）包含多个骨形成不完全的区域，可能形成鼻腔和上颌窦的多个通道，称上颌窦副孔，其生理学意义仍不明确。上颌窦的自然开口（图3-10）平均直径为2.4mm，范围为1～17mm[15]。从鼻腔来看，该开口位于中鼻道，即下鼻甲和中鼻甲之间的间隙。从上颌窦内侧来看，开口位于内侧壁上方。

　　上颌窦后壁将上颌与颞下窝和翼上颌窝的结构分开。侧壁由颧骨组成。前壁包括尖牙窝和眶下孔（颅神经V的第二分支穿过该孔后分布到面部软组织）。上颌窦顶壁

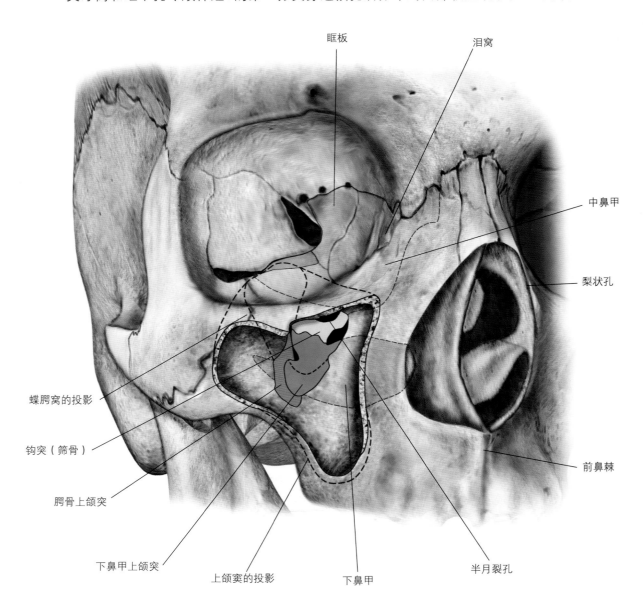

眶板　　　　　　　　泪窝

中鼻甲

梨状孔

前鼻棘

蝶腭窝的投影

钩突（筛骨）

腭骨上颌突

下鼻甲上颌突

上颌窦的投影

下鼻甲

半月裂孔

图3-9　上颌窦内侧壁的骨结构。在干燥的头骨上，由鼻腔进入上颌窦有两个不规则的较大开口，它们之间由薄片状的钩突分隔。在活体中，这些开口被软组织所覆盖（除了保障鼻窦引流的自然开口）。

同样也是眶底壁，包含了眶下管，上颌神经（V2）通过眶下管从后向前，最后出眶下孔。在多达14%的上颌窦中，该神经可能位于骨膜中，可能形成骨切迹[17]。由于其位置较高，很少引起种植医师的关注。上颌窦底壁包含硬腭、牙槽突以及上颌的牙齿，底壁可能位于鼻底水平以下1~10mm不等。

上颌窦的一个罕见但是明显的解剖变异是上颌窦发育不足。发育不足的上颌窦腔体积很小，底壁和侧壁具有相当的骨厚度。其病因学仍不清楚，但推理其与骨吸收缺陷或上颌窦腔充气能力不足相关[18]。此类患者常常有儿童期面部创伤的病史。

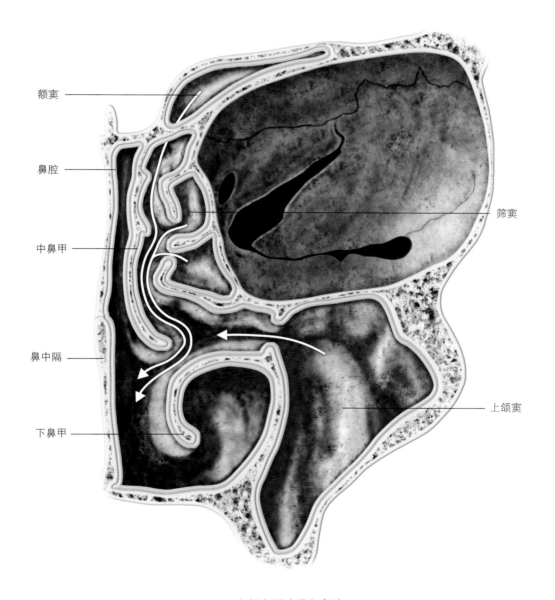

额窦

鼻腔

筛窦

中鼻甲

鼻中隔

上颌窦

下鼻甲

图3-10　上颌窦裂孔通向鼻腔。

引流

下鼻甲、中鼻甲和上鼻甲在鼻腔内形成3个空间（图3-11）。这些空间中的每一个都被称为鼻道。鼻泪管是下鼻甲下方唯一通向下鼻道的结构（图3-12）。

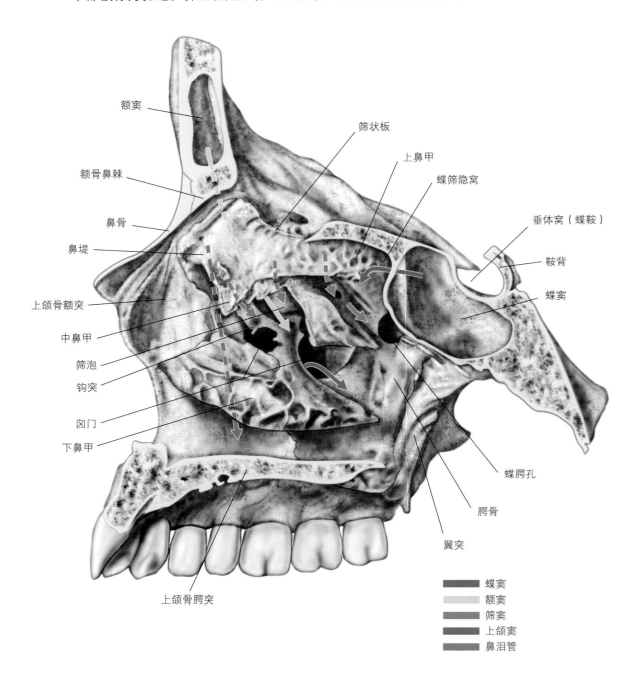

额窦

筛状板

上鼻甲

蝶筛隐窝

额骨鼻棘

垂体窝（蝶鞍）

鼻骨

鞍背

鼻堤

蝶窦

上颌骨额突

中鼻甲

筛泡

钩突

囟门

下鼻甲

蝶腭孔

腭骨

翼突

上颌骨腭突

	蝶窦
	额窦
	筛窦
	上颌窦
	鼻泪管

图3-11　构成窦内侧壁的骨性结构。上鼻甲和中鼻甲的一部分已被去除，以显示筛房进入上鼻道的引流通道以及上颌窦进入中鼻道的开口。

　　额窦和上颌窦开口于中鼻道的沟槽，称为漏斗部。前部和中部筛房也开口于中鼻道。后部筛房开口于上鼻道（中鼻甲和上鼻甲之间的空间）。蝶窦引流至恰好位于上鼻甲后方的蝶筛隐窝。

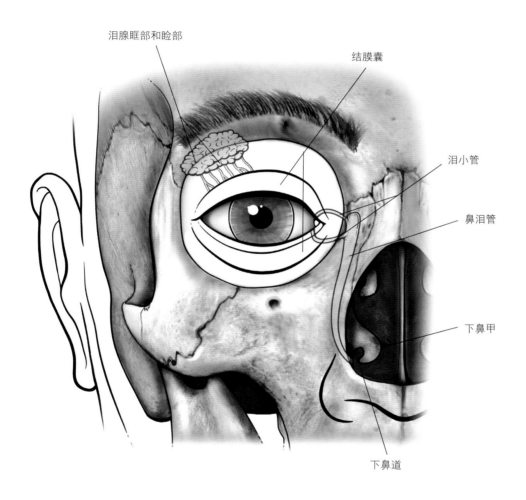

泪腺眶部和睑部

结膜囊

泪小管

鼻泪管

下鼻甲

下鼻道

图3-12　泪腺结构与鼻侧壁的关系。

神经支配和血液供应

上颌窦的感觉神经支配来自V2分支（上牙槽前、中、后神经分支和眶下神经），而自主神经来自蝶腭神经的分支。

上颌窦的血供主要来自颈外动脉的上颌动脉分支（主要是眶下动脉和上牙槽后动脉，也有来自鼻后侧动脉和蝶腭动脉的分支，供应上颌窦黏膜中间部分）。

应注意上牙槽后动脉和眶下动脉终末支可能存在骨外吻合支。该吻合支常位于距离牙槽嵴顶23~26mm处，可能会导致在上颌窦底提升手术翻瓣过程中出血（图3-13和图3-14）。

另外一方面，骨内吻合支常位于牙槽嵴顶19~20mm处（图3-15）。当这种吻合支位于侧壁开窗的范围内时无法避开；然而，这种出血不明显并且不能使用电外科设备进行处理，可以忽略不管，或使用止血介质轻压止血。

上颌窦静脉回流至面静脉，蝶腭静脉以及翼静脉丛。

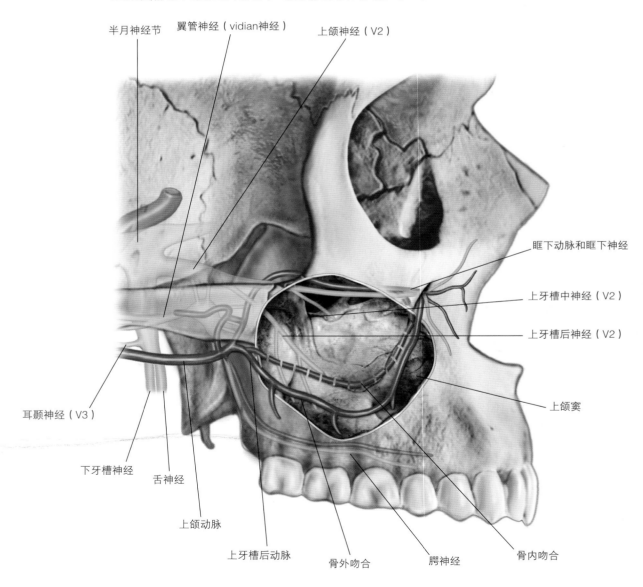

图3-13　上牙槽后动脉和眶下动脉于骨内和骨外吻合。

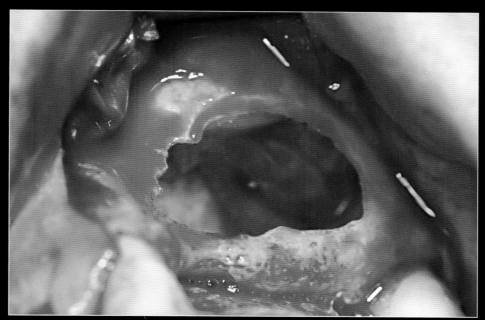

图3-14　损伤上牙槽后动脉和眶下动脉的骨外吻合支导致出血。

上颌窦黏膜

上颌窦生理特点与其组织学密切相关。上颌窦被覆黏膜（也称Schneiderian膜）由呼吸道黏膜组成，为多层的柱状上皮：表面层由有纤毛和无纤毛的柱状细胞构成，并含有分泌黏液的杯状细胞，以及下方的基底膜；含有血管和腺体的较厚的固有层；骨膜（图3-16）。杯状细胞分泌黏液可黏附尘埃和颗粒，保证黏膜的湿润，同时湿润吸入的气体。纤毛柱状上皮将上颌窦的分泌物转移到上颌窦裂口。在此处，鼻腔内的纤毛柱状上皮朝向咽部。

健康人群的上颌窦黏膜为0.2～0.8mm厚（因此在CT扫描时不能发现，除非有慢性炎症），相应基底膜也菲薄。双层分泌层覆盖在上颌窦衬里之上。其内层（称为溶胶层）较薄，浆液丰富，富含蛋白、免疫球蛋白和补体；表层（称为凝胶层）为漂在薄溶胶层表面的黏液层。被覆上颌窦的细胞纤毛可伸至溶胶层，并通过摆动将凝胶层向前移动，以3～25mm/min的速率将表面物质运输到上颌窦裂口[20]。这种运输能力仅限于分泌物和极小的异物颗粒，比如尘埃。纤毛不能移除大颗粒，比如残根。黏液的流动是以预定的、放射状的形式从上颌窦底的下壁和侧壁开始，终止于上部或中部的上颌窦裂口（图3-17）。由于这个系统的存在，正常功能下的上颌窦近乎无菌。

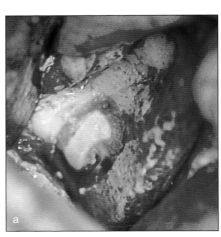
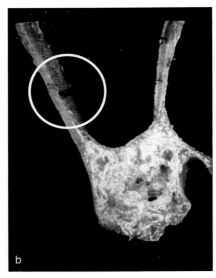
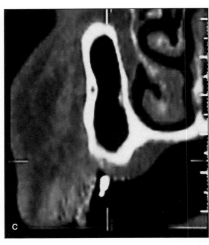

图3-15　（a）损伤上牙槽后动脉和眶下动脉导致骨内吻合支出血。（b）颅骨标本中上牙槽后动脉和眶下动脉之间的骨内吻合。（c）CT扫描可见上牙槽后动脉和眶下动脉之间的骨内吻合（图3-15b和图3-15c，经Testori等许可转载）。

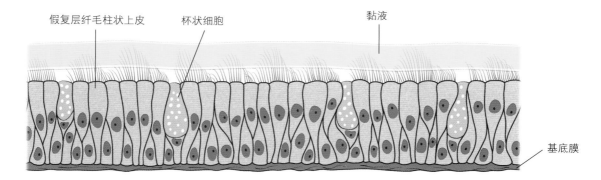

假复层纤毛柱状上皮　　杯状细胞　　　　　　　　　　黏液

基底膜

图3-16　上颌窦黏膜的组成。

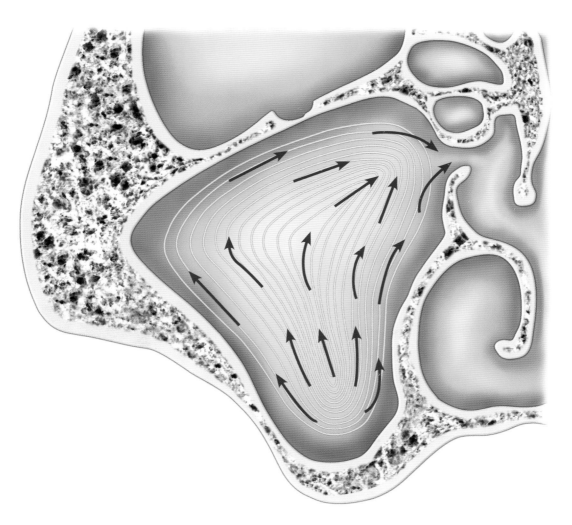

图3-17　上颌窦黏液的流向。

上颌窦分隔

骨性分隔常可以将上颌窦分割成两个或更多个隔室。分隔的形成可能与不同阶段上颌窦气化相关。而牙齿拔除后开始增加的上颌窦气化，可能是由于窦膜内破骨细胞活性增加导致基骨丧失形成的。

1910年解剖学家Underwood[21]首先描述了上颌窦分隔。他描述分隔的形状为反向哥特式弓形，从上颌窦前侧壁开始走行，在顶部形成尖锐边缘[22]；但其形状、大小和位置均有多样性。文献中描述了上颌窦分隔的多种变异，如部分垂直分隔、部分水平分隔以及完整垂直分隔（上颌窦完全分隔）。

上颌窦分隔发生率

Velasquez-Plata等[23]分析了156位患者312例上颌窦腔，发现24%的上颌窦以及33%的患者中均发现有上颌窦分隔。Kim等[24]报道在100位患者200例上颌窦内发现，其中53个窦腔内（26.5%）有一个或多个分隔。Ulm等[25]发现在无牙颌患者中，上颌窦分隔的发生率可能高达32%。上颌窦分隔可从上颌窦底的前部、中部或后部开始出现，但是大多数位于中1/3[23-24]。

口腔种植中的手术

分隔的存在使得侧壁开窗手术变得复杂，并增加上颌窦黏膜穿孔的风险。但我们可以在术前通过CT扫描分析这些分隔的情况。常规的放射线片（如曲面体层片或华氏位片）可能无法发现分嵴的存在，或可能将其认为是病理状态。在上颌窦骨增量手术时，可以通过沿着分隔制备两个开窗而保留其完整性，也可以通过细的弯止血钳或Kerrison钳将其移除。

Underwood's分隔

Underwood's分隔是常位于前磨牙和磨牙区的牙根间的骨性分隔（图3-18），在31%～48%病例[23-25]中可见到。可能由两种方式发育而来，一种是原发性（如上颌骨发育），另一种是继发性（如牙齿丧失后剩余间隔骨导致）[26]。邻近于原发性或继发性分隔的牙齿丧失以及气化也会增加分隔的高度和尺寸。在上颌窦骨增量手术中，可能需要移除这些分隔，因为它会阻碍视野并限制自体骨或骨代用品的放置，从而影响上颌窦底充分的骨充填。

在Ulm等[25]的一项研究中，并没有发现Cawood和Howell[27]描述的6种剩余牙槽嵴分类与Underwood's分隔发生率之间的关联性。

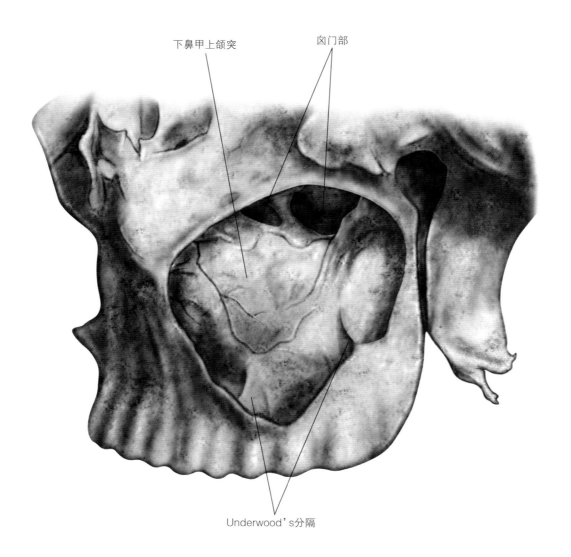

下鼻甲上颌突　　　　囟门部

Underwood's分隔

图3-18　Underwood's分隔。

部分垂直分隔

    Punctum convergii是紧邻上颌窦开孔后方的一个区域。在罕见情况下，从这个区域开始，局部垂直分隔可向内发展，将上颌窦分为两个完整的空间（图3-19）。

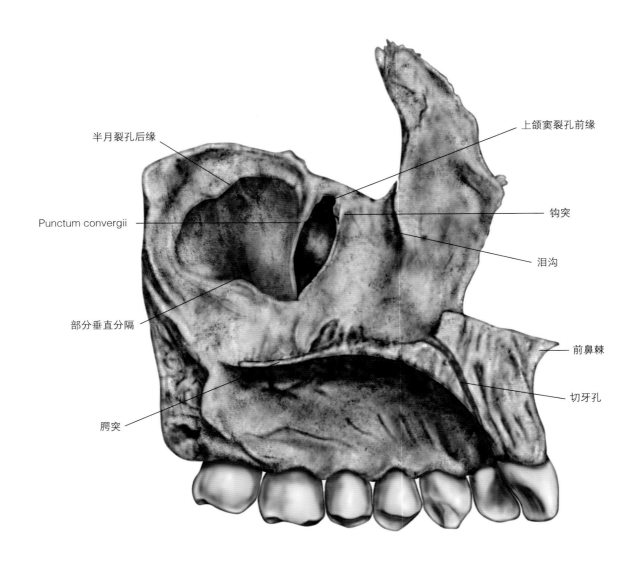

图3-19 部分垂直分隔。

部分水平分隔

这类分隔位于腭骨上颌突和下鼻甲的水平。当这种分隔存在时,它们不会随上颌窦的发育而向下、向内发展,而是保持它们原有的水平向位置,而上颌窦底随发育逐渐降低。

如果分隔位置比骨移植区域高很多时可以忽略,否则这种水平分隔会妨碍上颌窦引流并导致骨增量失败(图3-20)。

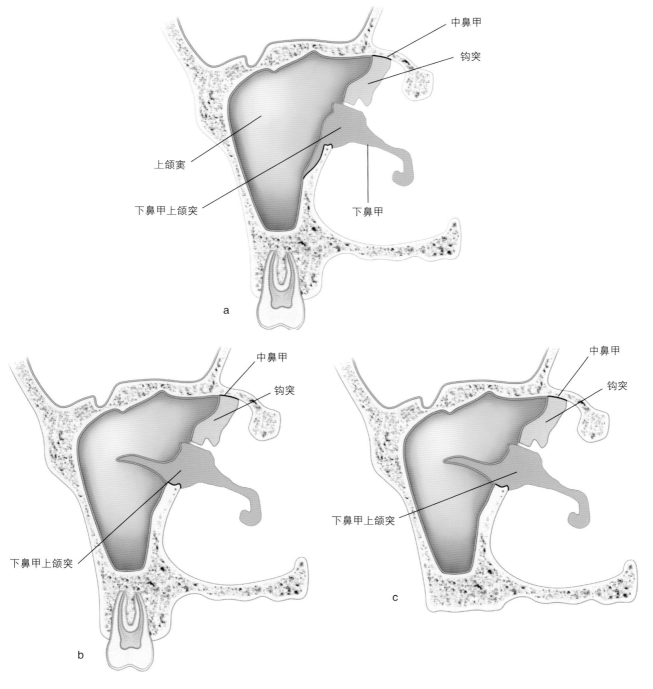

图3-20　部分水平分隔。(a)下鼻甲上颌突的正常发育。(b)发育过程中下鼻甲上颌突可能存在的水平位置。(c)需要进行上颌窦骨增量的患者,下鼻甲上颌突的水平位置与窦底之间的距离可能影响手术。这段距离过短时会阻碍上颌窦分泌物引流,是进行上颌窦底提升手术的禁忌证。

上颌窦完全分隔

一个完全的垂直分隔（图3-21）通常将上颌窦分为前部较大的窦腔和后部较小的窦腔（副窦）。前窦引流至中鼻道，而后窦通过类似于半月裂孔（即由中鼻甲上颌突和腭骨上颌突形成）的骨性裂隙，开口至鼻道。这些窦腔中的任何一个都可能具有独立的病理特征，因此必须分别对待。副窦可能与正常的窦腔同时在鼻腔中形成，也可能由筛窦小室过度气化形成。这种情况下筛骨的病变会波及副窦。

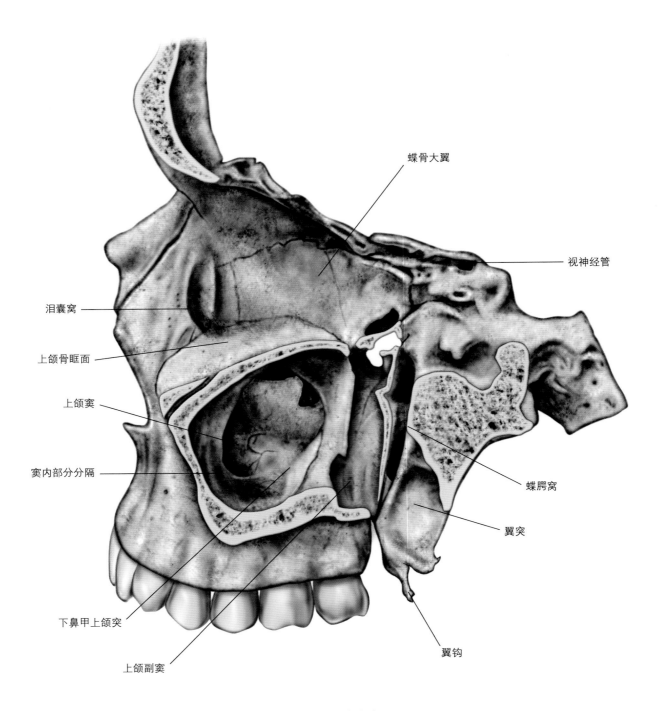

图3-21　上颌窦完全分隔。

笔者对上颌窦分隔进行了分类（框3-1和图3-22）。

框3-1	上颌窦骨增量手术前分隔评估的Al-Faraje分类
Ⅰ类	基底单个垂直分隔（图3-22a）
Ⅱ类	基底多个（≥2）垂直分隔（图3-22b）
Ⅲ类	单个部分垂直分隔（图3-22c）
Ⅳ类	多个（≥2）部分垂直分隔（图3-22d）
Ⅴ类	部分水平分隔（图3-22e）
Ⅵ类	完整垂直分隔（上颌窦完全分隔）（图3-22f）

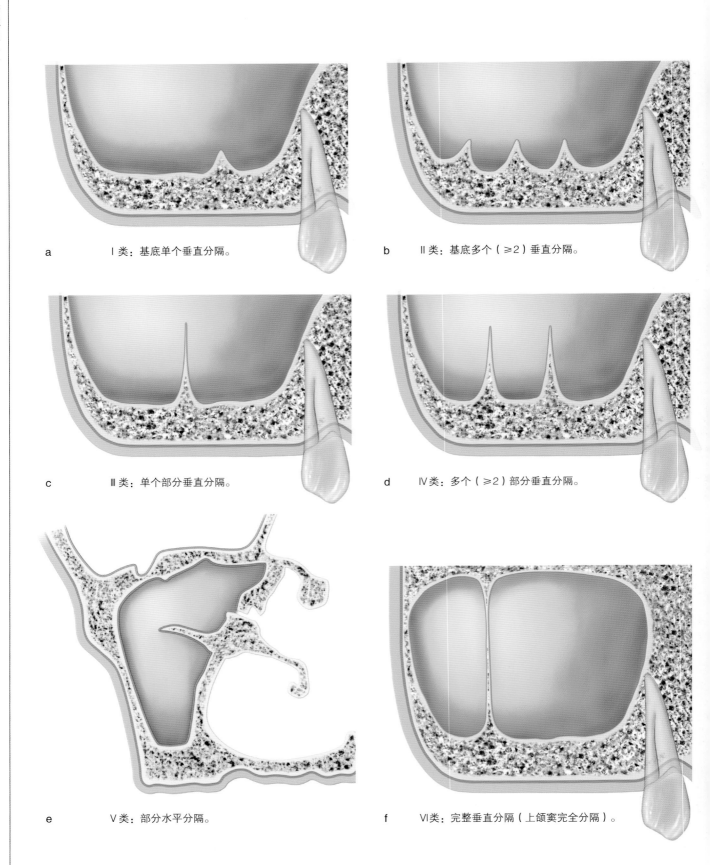

a　　　Ⅰ类：基底单个垂直分隔。

b　　　Ⅱ类：基底多个（≥2）垂直分隔。

c　　　Ⅲ类：单个部分垂直分隔。

d　　　Ⅳ类：多个（≥2）部分垂直分隔。

e　　　Ⅴ类：部分水平分隔。

f　　　Ⅵ类：完整垂直分隔（上颌窦完全分隔）。

图3-22　（a~f）上颌窦分隔的Al-Faraje分类。

对上颌窦分隔的临床处理

以下是上颌窦底提升术中处理分隔的基本原则：

- 大多数情况下建议完全去除骨窗，而不是将其推向窦腔
- 术前了解分隔的具体位置、范围和大小非常重要
- Ⅰ类和Ⅱ类分隔（Al-Faraje分类），并不会增加手术的难度，术者只需要在窦底进行黏膜剥离时考虑该情况即可
- Ⅲ类分隔，术者可以开两个独立的侧壁骨窗，在剥离分隔上的黏膜之后，可以使用Kerrison钳或者止血钳将分隔去除。术前应该通过CT确认分隔的位置和大小（图3-23）
- Ⅳ类分隔，极大增加了手术难度，可能是手术的禁忌证
- Ⅴ类分隔，手术方式取决于分隔的高度。如果水平向分隔距离上颌窦底比较远时，可以进行手术。否则距离过近的话，是上颌窦底提升手术的禁忌证
- Ⅵ类分隔，不会影响到上颌窦骨增量手术，可以在需要植入种植体的位置进行

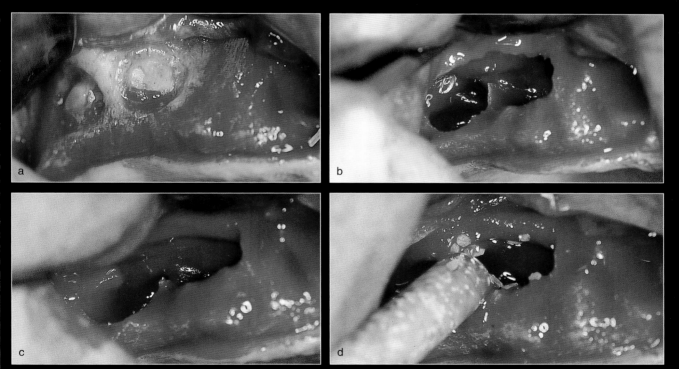

图3-23 单个部分垂直分隔的病例（Al-Faraje Ⅲ类）。推荐开两个独立的骨窗（a），在分隔的两侧分别剥离上颌窦黏膜（b），用Kerrison钳去除分隔（c），再在窦腔内填入植骨材料（d）。（经Al-Faraje[28]许可转载）

图3-24和图3-25展示了大体颅骨标本各个部分的窦分隔。

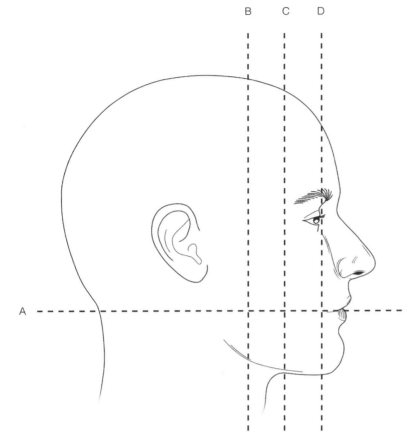

切割线A：在上颌骨和下颌骨之间将下颌骨与颅骨的其余部分分开

切割线B：紧邻上颌骨后壁的远中

切割线C：在第一磨牙和第二磨牙之间

切割线D：通过额窦（紧邻鼻骨远端）

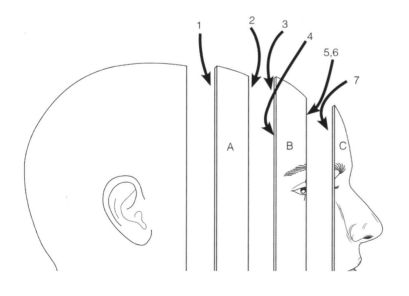

平面1与平面2分别显示标本块A的后面和前面

平面3显示切割线D切割之前标本块B的后面

平面4显示切割线D切割之后标本块B的后面

平面5与平面6分别显示标本块B的前面

平面7显示了标本块C的后面

图3-24　大体颅骨标本各切面示意图。

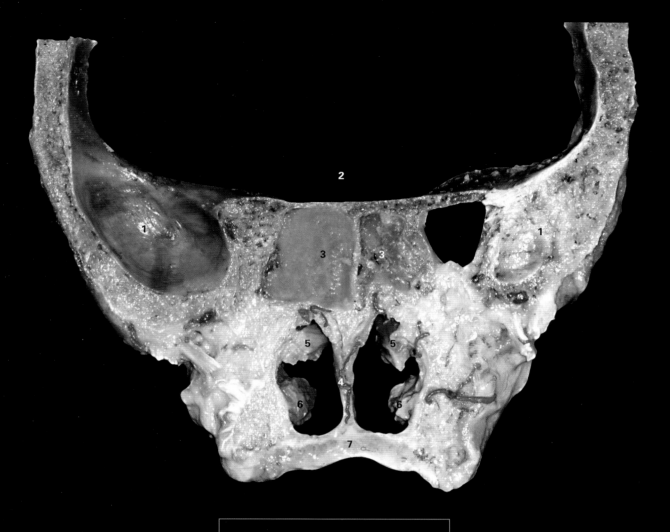

平面1

1. 颅中窝
2. 颅前窝
3. 蝶窦（前面）
4. 后鼻中隔
5. 中鼻甲
6. 下鼻甲
7. 硬腭

1988年，Arthur Rathburn为新鲜的切割解剖材料发明了树脂动脉强制灌注法。这种高度可视化的灌注操作技术为人们提供了具象化和清晰化的实体标本。动脉染色的主要成分是不易弥散的乳胶介质，用不同的时间间隔以高流速注入血管内，并逐渐增加压强。这项工作是通过Luer-Lock系统导入主要动脉和静脉来完成。预先钳住任一血管，将注射压强预设为3～5psi（1psi=6.895kPa），注入（双重乳尼克防腐剂）。当动脉逐渐被灌注后，会形成反向的压力，使得灌注速度下降，和/或使得动脉容量增大。通常在室温下1～2小时内开始固化。每60mL溶液需要5～10分钟。

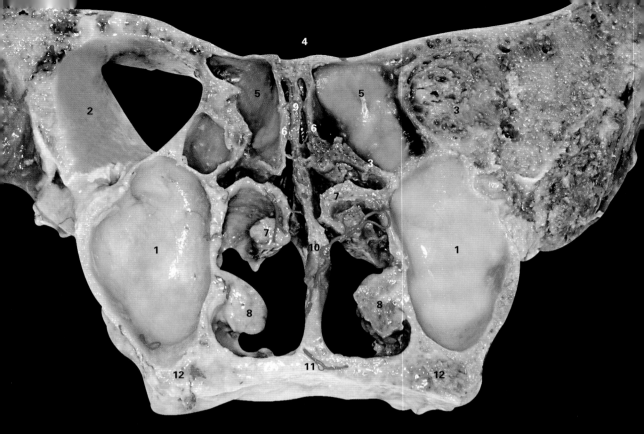

平面2

1. 上颌窦后壁
2. 右侧眼眶（空）
3. 左侧眼眶（含内容物）
4. 颅前窝
5. 后筛窦
6. 上鼻甲
7. 中鼻甲
8. 下鼻甲
9. 鼻中隔（筛骨垂直板）
10. 鼻中隔（犁骨）
11. 硬腭（腭骨）
12. 牙槽突

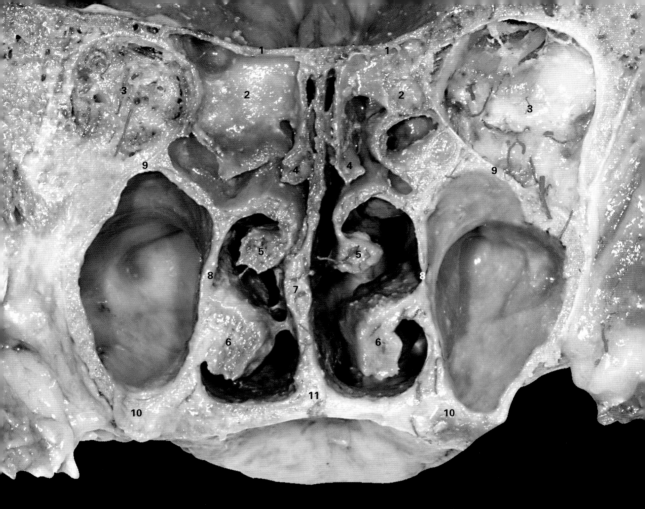

平面3

1. 筛窦顶
2. 筛窦
3. 眼眶（含软组织）
4. 上鼻甲
5. 中鼻甲
6. 下鼻甲
7. 鼻中隔
8. 鼻侧壁/上颌窦内侧壁
9. 上颌窦上壁/眼眶
10. 上颌窦底/牙槽突
11. 硬腭

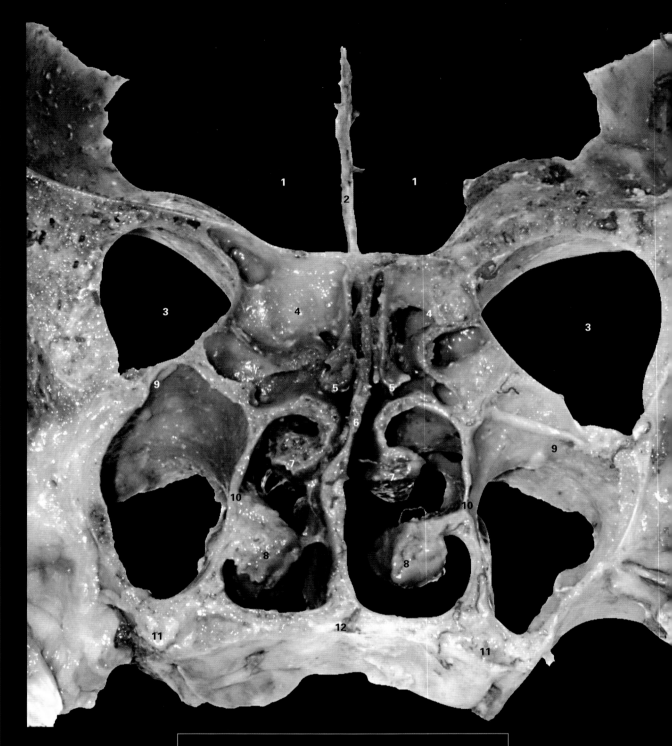

平面4

1. 颅前窝

2. 大脑镰

3. 眼眶

4. 筛窦

5. 上鼻甲

6. 鼻中隔

7. 中鼻甲

8. 下鼻甲

9. 上颌窦上壁/眶底

10. 鼻外侧壁/上颌窦内侧壁

11. 上颌窦底/牙槽突

12. 硬腭

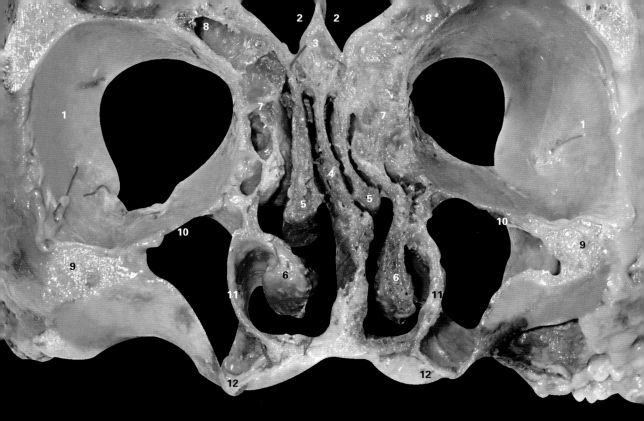

平面5

1. 眼眶
2. 颅前窝
3. 鸡冠
4. 鼻中隔（偏左）
5. 中鼻甲
6. 下鼻甲
7. 筛窦
8. 额窦
9. 颧骨
10. 上颌窦上壁/眶底
11. 鼻外侧壁/上颌窦内侧壁
12. 上颌窦底/牙槽突

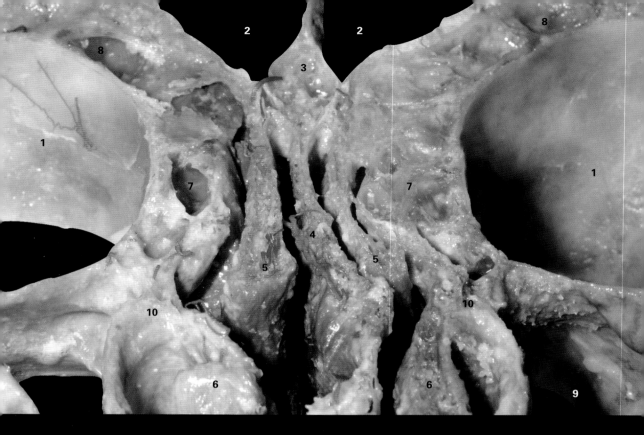

平面6

1. 眼眶
2. 颅前窝
3. 鸡冠
4. 鼻中隔
5. 中鼻甲
6. 下鼻甲
7. 筛窦
8. 额窦
9. 上颌窦
10. 上颌窦引流通路

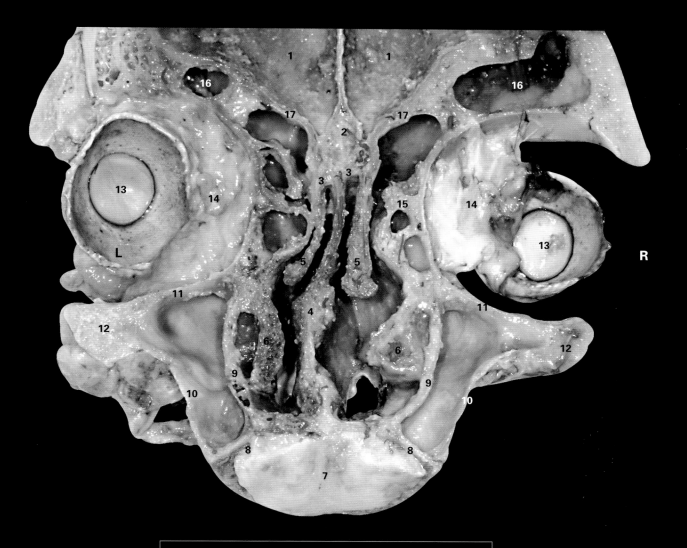

平面7

1. 颅前窝
2. 鸡冠
3. 筛状板
4. 鼻中隔
5. 中鼻甲
6. 下鼻甲
7. 硬腭
8. 上颌窦底/牙槽突
9. 鼻外侧壁/上颌窦内壁
10. 上颌窦外侧壁
11. 上颌窦上壁/眶底
12. 颧骨
13. 眼球（部分）
14. 眼眶脂肪和眼外肌
15. 筛窦
16. 额窦
17. 筛窦顶

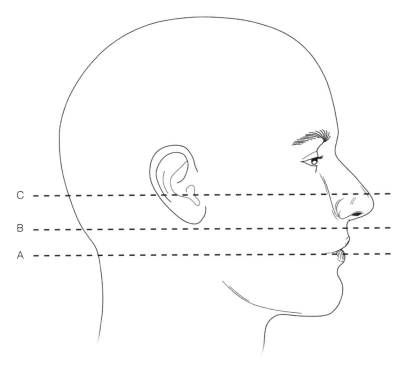

切割线A：在上颌骨下方将下颌骨与颅骨的其余部
分分开

切割线B：在牙槽嵴水平以上约15mm

切割线C：在切割线B上方约20mm处（大约在颧
骨中部）

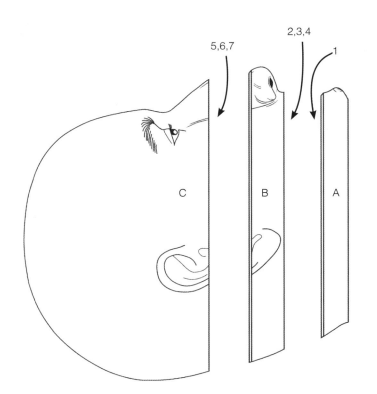

平面1显示标本块A的上面，并且显示了上颌窦底

平面2显示在沿切割线C之前标本块B的𬌗面观

平面3与平面4分别显示在切割线B水平的右侧和左侧
上颌窦

平面5显示标本块C的𬌗面观

平面6与平面7分别显示在切割线C水平的右侧和左侧
上颌窦

图3-25　大体颅骨标本各切面示意图。

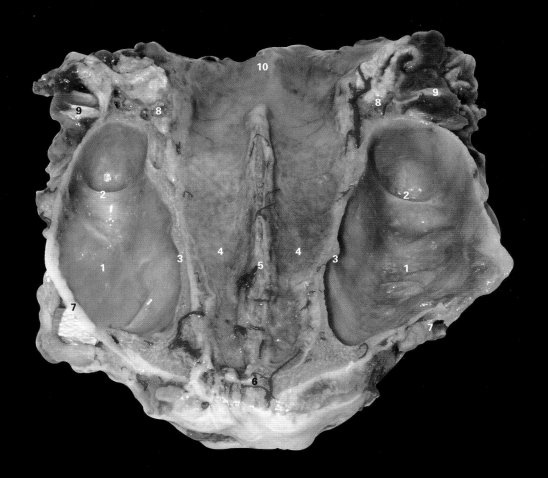

平面1

1. 上颌窦底
2. 分隔
3. 上颌窦内侧壁
4. 鼻底
5. 鼻中隔
6. 上颌骨
7. 上颌窦前壁
8. 翼腭窝
9. 颞下窝
10. 软腭鼻面

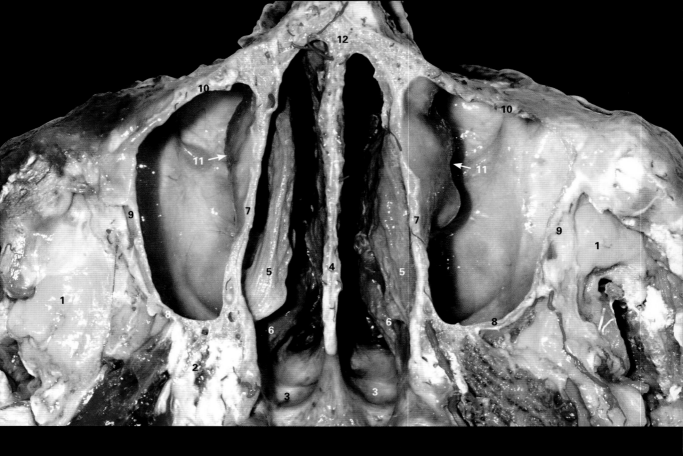

平面2

1. 颞下窝
2. 翼腭窝
3. 鼻后孔
4. 鼻中隔
5. 下鼻甲
6. 中鼻甲外耳
7. 鼻外侧壁/上颌窦内侧壁
8. 上颌窦后壁
9. 上颌窦外侧壁
10. 上颌窦前壁
11. 上颌窦裂孔
12. 上颌骨

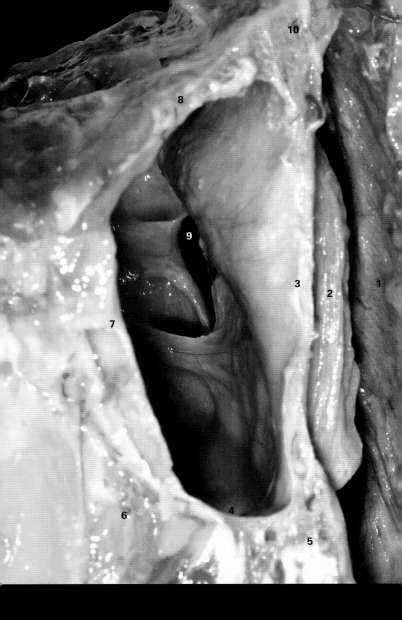

平面3

1. 鼻中隔
2. 下鼻甲
3. 鼻外侧壁/上颌窦内侧壁
4. 上颌窦后壁
5. 翼腭窝
6. 颞下窝
7. 上颌窦外侧壁
8. 上颌窦前壁
9. 上颌窦裂孔
10. 上颌骨

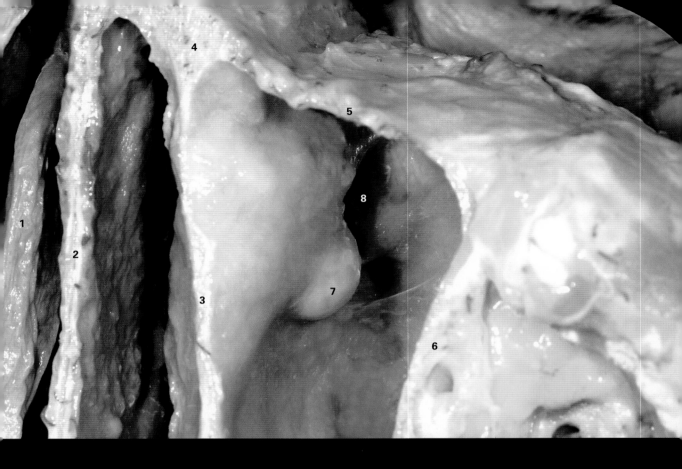

平面4

1. 下鼻甲（对侧）
2. 鼻中隔
3. 鼻外侧壁/上颌窦内侧壁
4. 上颌骨
5. 上颌窦前壁
6. 上颌窦外侧壁
7. 上颌窦内侧壁黏膜囊肿
8. 上颌窦裂孔

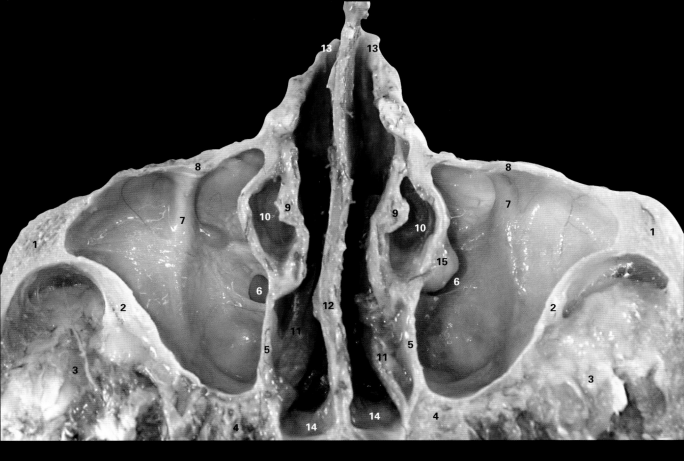

平面5

1. 颧骨
2. 上颌窦后壁
3. 颞下窝
4. 翼腭窝
5. 鼻外侧壁/上颌窦内侧壁
6. 上颌窦裂孔
7. 眶下神经管（V2）
8. 眶下孔
9. 下鼻甲
10. 下鼻道
11. 中鼻甲
12. 鼻中隔
13. 鼻骨
14. 蝶面
15. 上颌窦内侧壁黏膜囊肿

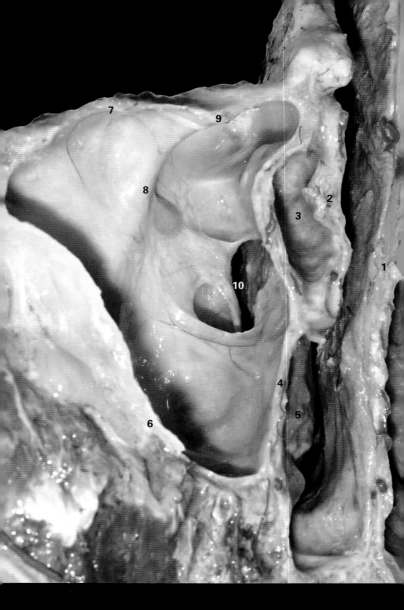

平面6

1. 鼻中隔
2. 下鼻甲
3. 下鼻道
4. 鼻外侧壁/上颌窦内侧壁
5. 中鼻甲
6. 上颌窦后壁
7. 上颌窦前壁
8. 眶下神经管（V2）
9. 眶下孔
10. 上颌窦裂孔（中鼻道）

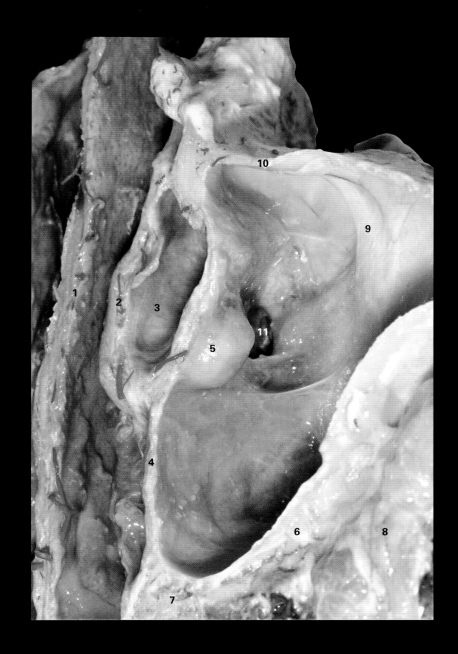

平面7

1. 鼻中隔
2. 下鼻甲
3. 下鼻道
4. 鼻外侧壁/上颌窦内侧壁
5. 黏膜囊肿
6. 上颌窦后壁
7. 翼腭窝
8. 颞下窝
9. 眶下神经管（V2）
10. 上颌窦前壁
11. 上颌窦裂孔

CT扫描评估上颌窦

CT扫描为上颌窦评估提供了明确的方法。在窦腔内进行骨增量手术之前，评估可用骨高度和宽度非常重要。同样还需要评估窦腔是否存在分隔或软组织病变，因为这些情况可能使得上颌窦底提升手术变得复杂，甚至某些情况是手术禁忌证（例如存在多个部分垂直分隔）。图3-26~图3-34描述了上颌窦的多种情况。

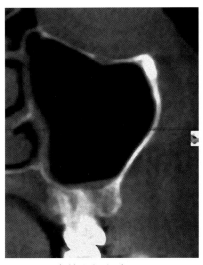

图3-26　宽的上颌窦腔。

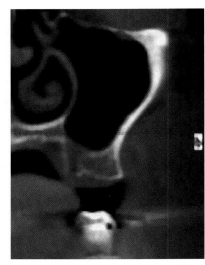

图3-27　宽的上颌窦腔，伴牙槽骨高度不足。

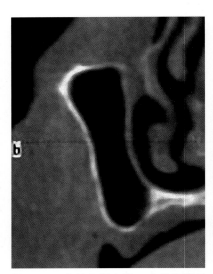

图3-28　窄的上颌窦腔，非常菲薄的上颌窦底。

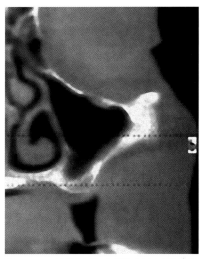

图3-29　这张图像上可以观察到上颌窦裂孔。

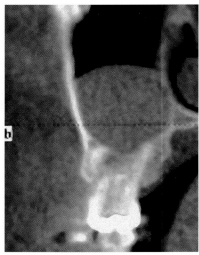

图3-30　上颌窦软组织病变（急性上颌窦炎）。

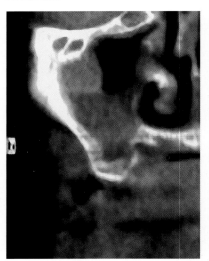

图3-31　上颌窦软组织病变（慢性上颌窦炎）。

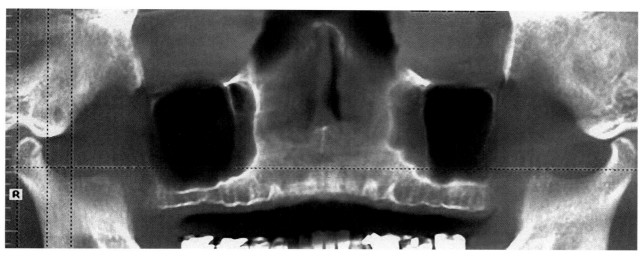

图3-32　上颌窦底牙槽骨高度不足。根据上颌窦底可用骨高度，选择拟采用的手术方式。如果可用骨高度≥5mm，可以采用冲顶提升技术。如果＜5mm则应选用侧壁开窗技术。

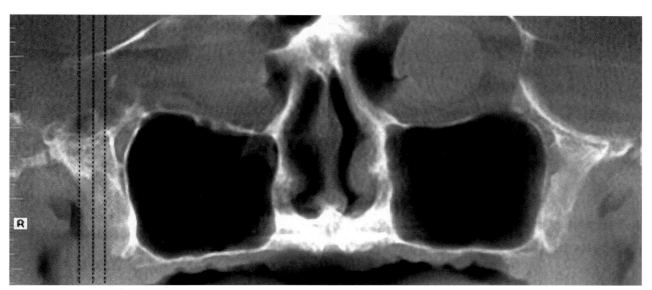

图3-33　上颌窦底严重的骨丧失，但窦内没有可能使手术复杂化的病变和分隔。

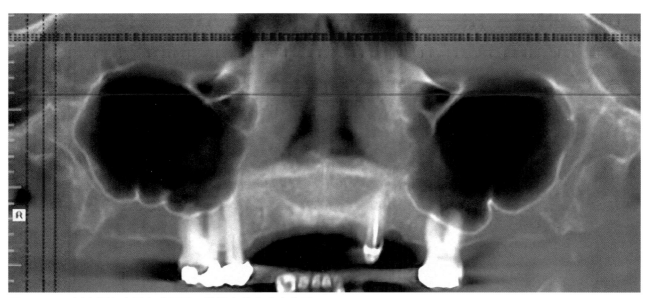

图3-34　双侧上颌窦底骨高度不足，并都有基底垂直分隔。

颊脂垫

　　1802年Bichat首先描述了颊脂垫这一结构，它是位于脸颊的三角形脂肪组织，楔于咬肌和颊肌之间。这种组织被认为具有许多功能和美学临床用途[29]；它的入路简单，使得它可以用于修复各种口腔缺损和肿瘤术后缺损。然而它也可能会发生诸如脂肪瘤、疝气和假性疝等病症。它对面部轮廓非常重要。在适当的病例中，去除颊脂垫可以通过减少脸颊的丰满度并使颧骨产生面部外观明显改变。

发育和解剖

　　脂肪组织在妊娠中期（14~16周）分化。脸颊是面部脂肪组织发育的第一个部位。在第14周和第23周之间脂肪小叶数量开始增加，而这些小叶体积增加持续到第29周[30]。

　　颊脂垫位于咬肌外侧与颊肌内侧（有时是上颌后壁的骨膜）之间的咬肌间隙内，其主体位于覆盖颊肌外表面的颊咽筋膜上。它的前缘越过咬肌前缘，后缘位于腮腺导

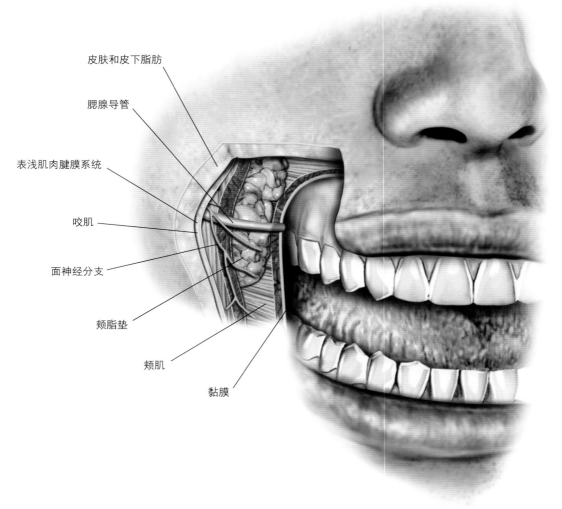

皮肤和皮下脂肪

腮腺导管

表浅肌肉腱膜系统

咬肌

面神经分支

颊脂垫

颊肌

黏膜

图3-35　腮腺导管位置的颊部截面图，显示颊脂垫。

管穿入颊肌的位置，因此它外表面被覆了腮腺导管、颧大肌、颧小肌以及面部浅筋膜。后缘的界限位于下颌骨磨牙后区。颊脂垫被包裹于薄的筋膜内。

颊脂垫内的结构

颊脂垫中的结构包括腮腺导管、副腮腺、面动脉、面静脉（翼静脉丛的支流）、颊动脉（上颌动脉的翼段分支之一）、淋巴管和面神经（CN Ⅶ）与下颌神经的分支（图3-35和图3-36）。

颊脂垫的血液供应源自颞前动脉、颊动脉和上牙槽后动脉（均为上颌动脉的分支），还有来自面横动脉（颞浅动脉的分支）以及某些面动脉的小分支[32-33]。

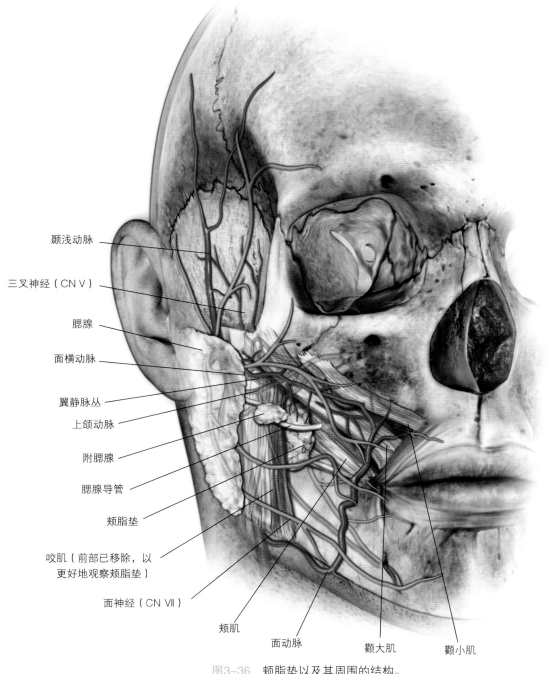

颞浅动脉

三叉神经（CN Ⅴ）

腮腺

面横动脉

翼静脉丛

上颌动脉

附腮腺

腮腺导管

颊脂垫

咬肌（前部已移除，以更好地观察颊脂垫）

面神经（CN Ⅶ）

颊肌　　面动脉　　颧大肌　　颧小肌

图3-36　颊脂垫以及其周围的结构。

颊脂垫可分为3叶（前、中、后），并有4个突起（颊、翼、翼腭或颞浅，颞或颞深）（图3-37）。它由6条韧带固定于上颌骨、颧骨后方、眶下裂内外缘、颞肌腱和颊筋膜。男性的颊脂垫平均体积为10.2mL（7.8～11.2mL），女性平均体积为8.9mL（范围7.2～10.8mL）[34]。此外，平均厚度为6mm，平均重量为9.7g。

不同个体之间以及一侧和对侧之间颊脂垫的尺寸存在很大差异，并且人的一生中颊脂垫的体积可能也会改变。

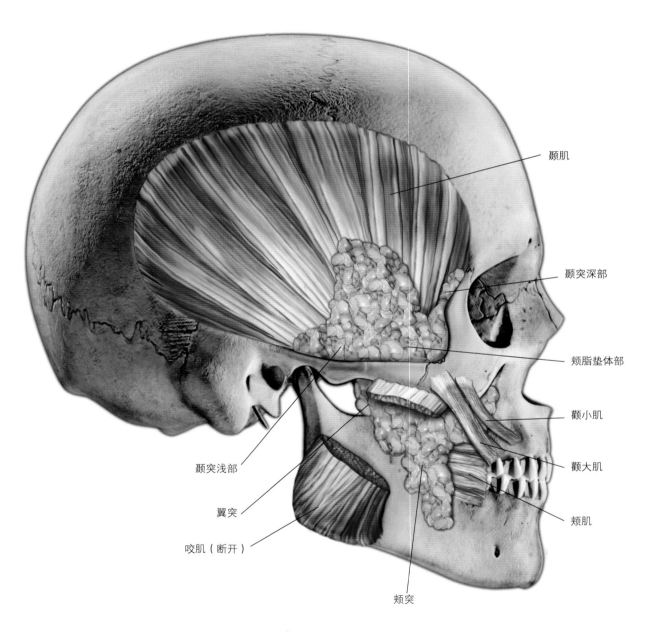

颞肌

颞突深部

颊脂垫体部

颧小肌

颧大肌

颊肌

颞突浅部

翼突

咬肌（断开）

颊突

图3-37　颊脂垫的侧面图，显示其分叶和突起。

功能

出生时，唇部、口轮匝肌和颊部（主要是颊肌）的吸吮肌比咀嚼肌发育得更好。营养良好的婴儿，脂肪垫向内推动颊肌并在脸部外表面形成突出的隆起。有人认为颊肌的吮吸能力是通过脂肪垫增强的，它可以通过抵消负压来防止脸颊在吸吮时塌陷[35]。

颊脂垫还能起到充填深层组织空间的作用，当咀嚼肌和面部肌肉收缩时充当滑动垫（它作为一种特殊的可增强肌肉运动的脂肪，也称为syssarcosis）[36-37]。肌肉收缩或当外力作用时（可能伤害面部神经血管束的外力），它作为缓冲保护重要结构。此外，作为富含静脉的结构，颊脂垫可能通过翼神经丛参与颅外循环[32]。

一些研究人员注意，尽管颊脂垫的化学组成与其他部位的脂肪组织类似，但在饥饿和体重迅速下降时，它仍然存留[38]。

颊脂垫的病理学

- 颊脂垫可能会引起颊部脂肪瘤，类似腮腺肿瘤
- 一位患有涎腺导管结石的患者同时患有颊脂垫肿瘤。该研究表明，由钙化物刺激引起颊脂垫营养过度并引起肥大[39]
- 暴露周围脂肪组织的面部创伤可能导致感染扩大到头部各个间隙（如颞下窝）[40]

临床用途

整形手术

颊脂垫可以调整面部轮廓和颧骨突出。可以切除颊脂垫以减少颊厚度，从而突出颧骨，或者可以使用颊脂垫瓣来增加颧骨下和颊侧投影[41-43]。

重建手术

颊脂垫可作为游离瓣或带蒂瓣用于闭合口腔上颌窦瘘和口鼻瘘、腭裂、肿瘤切除后的缺损等[44-46]。此外，El Haddad等[47]描述了使用颊脂垫用于Miller IV类牙龈退缩的上颌后牙根覆盖术以增加角化黏膜；局部黏膜上皮再生于颊脂垫表面，以修复缺损部位的黏膜。如前所述，颊脂垫内含有丰富的血管丛保障了移植瓣的存活，并且抗感染，几乎不会坏死和吸收。

口腔种植

颊脂垫已用于口腔种植学，也用于覆盖上颌和下颌移植物。 Zhong等[48]描述了颊脂垫在用骨移植物重建上颌骨手术中的应用。此外，颊脂垫已被用于上颌窦骨增量手术中，作为封闭上颌窦膜穿孔的一种手段[49-50]，或当上颌窦未发生穿孔时，作为移植物额外的血供[51-52]。

在上颌窦骨增量手术中使用颊脂垫

上颌窦黏膜穿孔可能是上颌窦骨增量手术中最常见的并发症。如果穿孔很小，可以通过放置可吸收胶原膜容易地修复；然而，当穿孔很大时（直径15mm或更大），可用的方案包括使用油泥状骨移植材料代替颗粒状骨移植材料、Loma Linda技术[53]或放弃手术[54]。在文献中已经报道了，使用颊脂垫用以修补具有良好的效果，也是可行的方案。

成功的骨重建不仅取决于保护移植物免受创伤和微动，还取决于促进移植物的血管形成，使移植物建立起足够的血供。在上颌窦骨增量手术中，颊脂垫可以提供这个重要的额外血供。 Wong等[51-52]发现，通过使用颊脂垫来为骨移植材料提供即刻和额外的血供、营养以及保护时，局部和其他部位的骨质同时得到了改善，这是因为成人的皮下脂肪组织含有丰富的多能细胞。最近，一些出版物报道了脂肪组织中含有能够分化成不同细胞类型的细胞群，包括脂肪细胞、成骨细胞、成肌细胞和成软骨细胞[55]；因此，通过将颊脂垫置于快速生长的毛细血管组织和缺损之间，生长缓慢的骨祖细胞可以迁移到缺损中并导致该区域的再次骨化。

操作过程

在进入窦腔并抬起窦底黏膜后，在黏膜瓣的骨膜上做一个小的切口（15~20mm）进入颊肌（在颧突/上颌支柱的水平并向远侧延伸至第二磨牙）并进入颊咽筋膜。然后对颊脂垫周围松散的筋膜进行钝性分离，使其内容物疝入口中。压迫脸颊有助于将颊脂垫推入口腔中。接着使用血管无损伤钳轻轻拨出颊脂垫内容物，将它们装入上颌窦（保留尽可能宽的基部），并用缝线将它们固定在腭黏膜上（通过侧壁开窗，在上颌骨上用裂钻钻的孔）。将骨移植材料轻轻塞入上颌窦内，充填所有空间，然后通过常规方法关闭侧壁开窗（图3-38），结束手术。

给予患者预防性抗生素和氯己定（0.12%）漱口水，并指示其进软食。通常手术完成即刻前庭深度下降，但这种下降逐渐改善，并在术后2个月内恢复。术后最初几天也可能出现轻度牙关紧闭，但这种情况也将随着下颌运动逐渐改善。

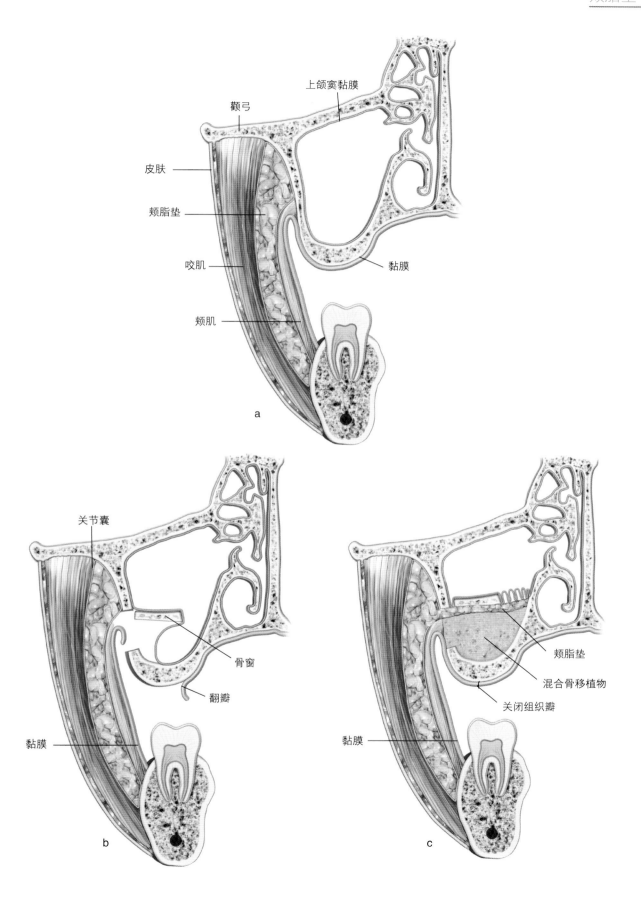

图3-38 （a~c）在上颌窦骨增量手术中，使用颊脂垫瓣技术修补黏膜大穿孔。

禁忌证

使用颊脂垫的禁忌证包括该区域的任何病变（例如脂肪代谢障碍、血管神经性水肿、结节病）或者可能减少颊脂垫体积的吸脂整形手术史。框3-2描述了更多局限性。

框3-2	使用颊脂垫的优点和缺点	
优点	**缺点**	
因其位置而易于获取	用作带蒂瓣时伸展程度有限（以保护血管）	
供区发病率非常低	用作带蒂瓣时不能用于下颌骨	
并发症发生率低	不能用于增加容积	
手术快捷（一个切口）	可能导致小凹陷[56]	
患者很少不适	局部坏死的可能	
没有可见的瘢痕	可能会发生一定的收缩和变形	
可在局麻下操作	暂时性颊神经减弱（导致暂时性口轮匝肌和颊肌功能减弱）（报道有1%的病例）[43,52]	

创伤

创伤性疝（假性脂肪瘤）

外部或内部的创伤可能会导致颊脂垫的创伤性疝。由于儿童的颊脂垫比成人更突出，并且他们倾向于将异物放入嘴中导致颊黏膜破裂，所以他们更容易发生创伤性疝。临床上，颊脂垫的创伤性疝表现为脸颊内侧呈灰黄色、软而不规则的肿胀；由于在受到创伤后表现有时会延迟，可能会被误诊为脂肪瘤，因此又被称为假性脂肪瘤[57]。治疗创伤性疝的手术方式包括钝性分离脂肪组织或通过创口将其复位并缝合关闭。鉴别诊断包括脂肪瘤、血管瘤、炎性增生和涎腺肿瘤。

假性疝

由Matarasso描述的假性疝[58]是指颊脂垫的下半部，约核桃大小的组织向外异常移位的病症。这种向外移位是假性疝与假性脂肪瘤的区别（即口内疝需要穿刺颊肌和黏膜）。假性疝发生的原因包括腮腺咬肌筋膜的自然衰弱或覆盖面部表情肌肉的筋膜不连续。治疗方法包括切除和复位异位的脂肪。

创伤性疝进入上颌窦

颧上颌复合体遭受创伤可能会导致骨折移位，以及颊脂垫疝入上颌窦。解剖学上，颊脂垫体部邻近上颌窦侧壁并且形成颊脂垫疝的前缘，因此疝继发于上颌窦外侧壁的骨折。移位后，颊脂垫的突出部分将形成坏疽（缺血性坏死）应该移除。术前使用磁共振成像（MRI）和CT成像检查创伤将有助于规划复杂面部骨折和疝的治疗方案[59-60]。图3-39显示了完整的上颌侧壁的CT影像，图3-40显示了上颌窦外侧壁骨折，颊脂垫内容物侵入窦腔。

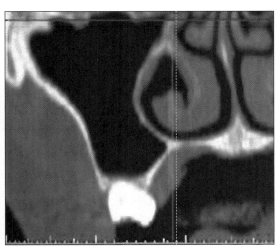

图3-39 CT扫描显示上颌窦完整的侧壁。

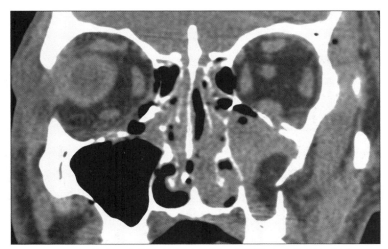

图3-40 CT扫描显示上颌窦外侧壁骨折，颊脂垫内容物侵入窦腔。

口腔/种植手术中的并发症

上颌后区的外科手术中有时会遇到颊脂垫，因此可能发生创伤性疝。菲薄的颊脂垫筋膜破裂可能使其颊突下坠或者脱垂至口腔或皮下[37]。另外，如果淋巴引流受到干扰，面部会发生肿胀[54]。

图3-41显示了在上颌左侧后牙区手术过程中无意中暴露了颊脂垫的情况（右侧未进行手术）。术中未发觉这种并发症。然而术后3个月，患者面颊上出现凹陷（图3-41a）。使用MRI评估软组织。MRI研究显示颊脂垫明显萎缩。根据放射学报告，右侧颊脂垫体积为7.5cm × 1.0cm × 6.1cm（约45.8cm³），左侧为7.5cm × 0.4cm × 6.1cm（18.3cm³）（图3-41b和图3-41c）。整形外科医师通过脂肪移植修复脸颊轮廓（图3-41d），患者对修复效果满意。

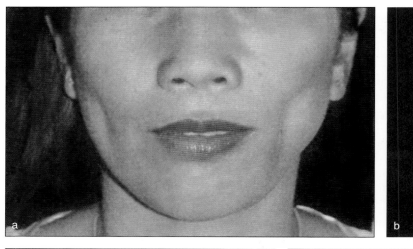
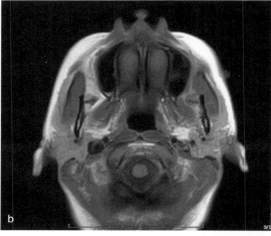
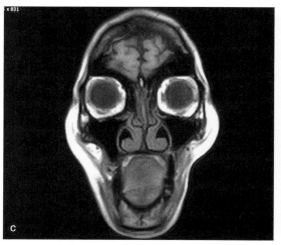
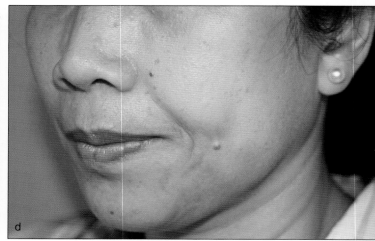

图3-41　患者上颌左侧后牙区的颊脂垫在手术过程中暴露。（a）术后3个月左颊部凹陷。（b和c）颊脂垫的CT影像。（d）整形外科丰颊手术后脸颊的外形。

　　图3-42a显示了颊脂垫的前面观及其在口角（面中部）水平处的颊突。图3-42b
显示了颊突的上面观。图3-42c显示了翼突/舌突。

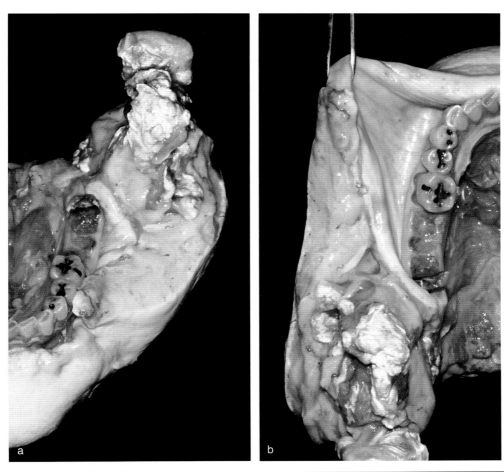

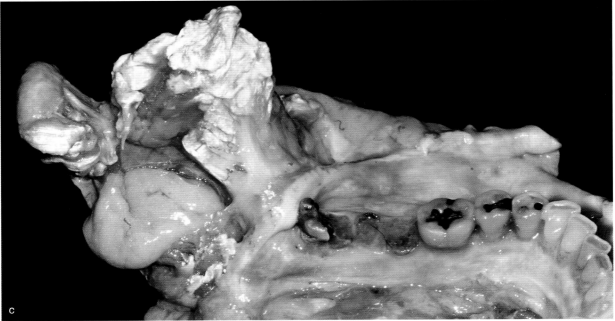

图3-42　大体标本中的颊脂垫。（a）颊脂垫的前面观及其在口角（面中部）水平处的颊突。（b）颊突的上面观。
（c）翼突/舌突。

上颌后牙区骨量不足

每个临床病例都是独特的，因此制订上颌后牙区（以及其他口腔部位）的治疗方案时，临床医师做出正确判断至关重要；而统一的指导原则将有助于医师更容易走向成功。笔者为上颌后牙区的可用骨制订了分类标准，以帮助制订该区域的治疗方案（框3-3和图3-43）。

框3-3 **上颌后牙区可用骨的Al-Faraje分类**

Ⅰ类　可用骨高度≥8mm，有足够的宽度用于种植体植入（图3-43a）。该类别的治疗方案是植入高度7mm及更高的种植体，种植体顶点与鼻窦部之间至少保持1mm的距离

Ⅱ类　可用骨高度5~7mm，宽度充足（图3-43b）。该类别的治疗方案是上颌窦底提升同期植入种植体（经牙槽嵴顶）。经牙槽嵴顶上颌窦底提升的Al-Faraje技术如图3-44所示

Ⅲ类　可用骨高度1~4mm，宽度充足（图3-43c）。该类别的治疗方案是侧壁开窗上颌窦底提升，延期植入种植体

Ⅳ类　可用骨高度1~4mm，宽度不足（图3-43d）。该类别的治疗方案是侧壁开窗上颌窦底提升，延期植入咬合关系为反殆的种植体，或在上颌窦骨增量愈合期之后进行牙槽嵴骨增量（使用块状骨移植或者引导骨再生技术）

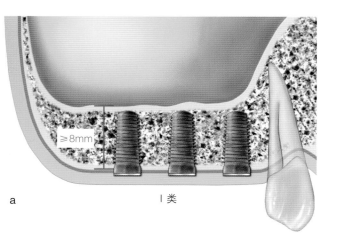

a Ⅰ 类

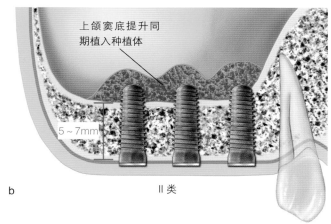

上颌窦底提升同
期植入种植体

5 ~ 7mm

b Ⅱ 类

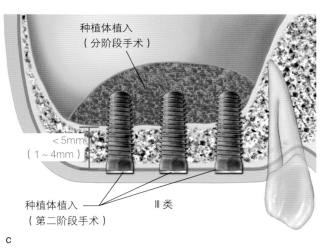

种植体植入
（分阶段手术）

<5mm
（1 ~ 4mm）

种植体植入
（第二阶段手术）

c Ⅲ 类

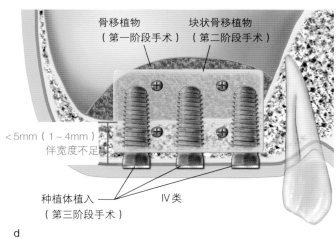

骨移植物　　　块状骨移植物
（第一阶段手术）（第二阶段手术）

<5mm（1 ~ 4mm）
伴宽度不足

种植体植入
（第三阶段手术）

d Ⅳ 类

图3-43　（a ~ d）上颌后牙区可用骨的Al-Faraje分类。

经牙槽嵴顶上颌窦底提升的Al-Faraje技术

当窦底下方至少有5mm的可用骨高度时（图3-44a）可使用此技术。首先翻全厚瓣或环切到达骨面。然后使用扩孔钻或扩孔钻与骨挤压工具组合完成种植窝预备，停留在距离窦底0.5～1.0mm的范围内（图3-44b和图3-44c）。下一步使用带有止停器的窦底提升骨凿；该骨凿的直径必须与种植体顶端的直径接近，并且止停器的位置应比可用骨高度长3～4mm（图3-44d）。然后用小槌敲击骨凿，使骨凿顶破窦底形成青枝骨折，直到止停器到达牙槽嵴顶（不翻瓣时到达软组织）（图3-44e）。放置一小块胶原蛋白以修补窦底黏膜中可能的撕裂，接着是少量的骨移植材料（图3-44f）。最后植入种植体，根据初始稳定性和周围骨质的情况，放置封闭螺丝或愈合基台（图3-44g）。

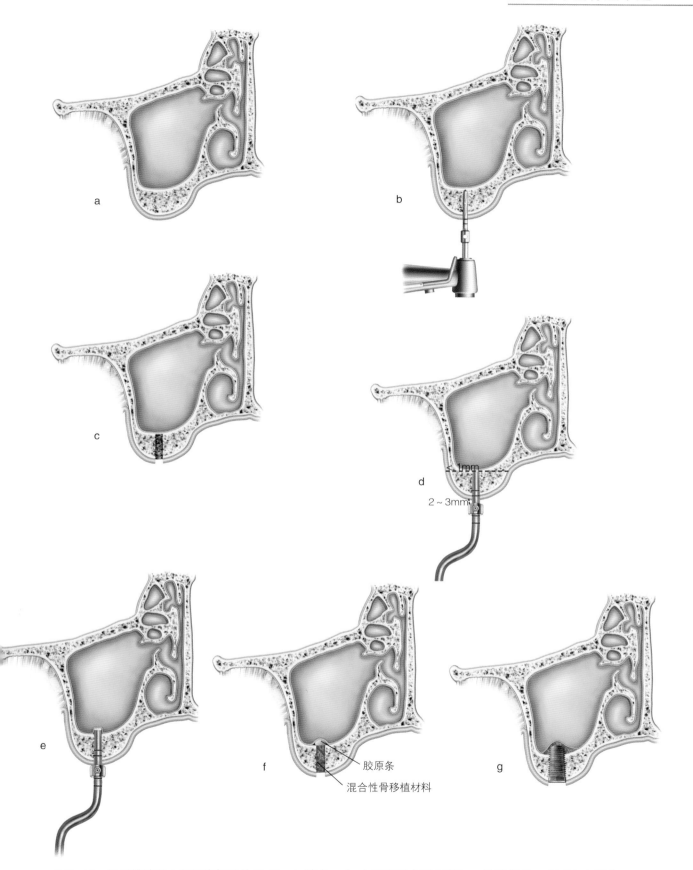

图3-44　经牙槽嵴顶上颌窦底提升的Al-Faraje技术。（a）窦底下方至少有5mm的可用骨。（b和c）翻全厚瓣或环切到达骨面后，预备种植窝，距窦底0.5~1.0mm。（d）使用带有止停器的骨凿。（e）窦底骨板断裂后，止停器到达软组织。（f）放置胶原敷料和骨移植材料。（g）种植体放置封闭螺钉或愈合基台。

参考文献

[1] Methathratip D, Apinhasmit W, Chompoopong S, Lerthsirithong A, Ariyawatkul T, Sangvichien S. Anatomy of greater palatine foramen and canal and pterygopalatine fossa in Thais: Considerations for maxillary nerve block. Surg Radiol Anat 2005;27:511–516.

[2] Chrcanovic BR, Custódio AL. Anatomical variation in the position of the greater palatine foramen. J Oral Sci 2010;52:109–113.

[3] Sujatha N, Manjunath KY, Balasubramanyam V. Variations in the location of the greater palatine foramina in dry human skulls. Indian J Dent Res 2005;16:99–102.

[4] Westmoreland EE, Blanton PL. An analysis of the variations in position of the greater palatine foramen in the adult human skull. Anat Rec 1982;204:383–388.

[5] Benninger B, Andrews K, Carter W. Clinical measurements of hard palate and implications for subepithelial connective tissue grafts with suggestions for palatal nomenclature. J Oral Maxillofac Surg 2012;70:149–153.

[6] Fu JH, Hasso DG, Yeh CY, Leong DJ, Chan HL, Wang HL. The accuracy of identifying the greater palatine neurovascular bundle: A cadaver study. J Periodontol 2011;82:1000–1006.

[7] Klosek SK, Rungruang T. Anatomical study of the greater palatine artery and related structures of the palatal vault: Considerations for palate as the subepithelial connective tissue graft donor site. Surg Radiol Anat 2009;31:245–250.

[8] Reiser GM, Bruno JF, Mahan PE, Larkin LH. The subepithelial connective tissue graft palatal donor site: Anatomic considerations for surgeons. Int J Periodontics Restorative Dent 1996;16:130–137.

[9] Monnet-Corti V, Santini A, Glise JM. Connective tissue graft for gingival recession treatment: Assessment of the maximum graft dimensions at the palatal vault as a donor site. J Periodontol 2006;77:899–902.

[10] Libsera C, Laude M, Libsera JC. The pneumatization of the accessory cavities of the nasal fossae during growth. Anat Clin 1981;2:265–278.

[11] Mehra P, Murad H. Maxillary sinus disease of odontogenic origin. Otolaryngol Clin North Am 2004;37:347–364.

[12] Abubaker A. Applied anatomy of the maxillary sinus. Oral Maxillofac Clin North Am 1999;11:1–14.

[13] Sicher H, DuBrul EL. The viscera of the head and neck. In: Oral Anatomy, ed 7. St Louis: Mosby, 1975:418–424.

[14] Maloney PL, Doku HC. Maxillary sinusitis of odontogenic origin. J Can Dent Assoc 1968;34:591–603.

[15] Schaeffer JP. The sinus maxillaris and its relations in the embryo, child, and adult man. Am J Anat 1910;10:313–367.

[16] Brook I. Sinusitis of odontogenic origin. Otolaryngol Head Neck Surg 2006;135:349–355.

[17] Donald PJ, Gluckman JL, Rice DH. The Sinuses. New York: Raven Press, 1995.

[18] Bolger WE, Woodruff WW, Morehead J, Parsons DS. Maxillary sinus hypoplasia: Classification and description of associated uncinate hypoplasia. Otolaryngol Head Neck Surg 1990;103:759–765.

[19] Testori T, Del Fabbro M, Weinstein R, Wallace S. Maxillary Sinus Surgery and Alternatives in Treatment. London: Quintessence, 2009:19.

[20] Amedee RG, Miller AJ. Sinus anatomy and function. In: Bailey, BJ, Johnson JT, Newlands SD (eds). Head and Neck Surgery—Otolaryngology, ed 4. Philadelphia: Lippincott, Williams & Wilkins, 2006:321–328.

[21] Underwood AS. An inquiry into the anatomy and pathology of the maxillary sinus. J Anat Physiol 1910;44:354–369.

[22] McGowan DA, Baxter PW, James J. The Maxillary Sinus and Its Dental Implications. Oxford: Butterworth-Heinemann, 1993:1–25.

[23] Velasquez-Plata D, Hover LR, Peach CC, Alder ME. Maxillary sinus septa: A 3-dimensional computerized tomographic scan analysis. Int J Oral Maxillofac Implants 2002;17:854–860.

[24] Kim MJ, Jung UW, Kim CS. Maxillary sinus septa: Prevalence, height, location, and morphology. A reformatted computed tomography scan analysis. J Periodontol 2006;77:903–908.

[25] Ulm CW, Solar P, Krennmair G, Matejka M, Watzek G. Incidence and suggested surgical management of septa in sinus-lift procedures. Int J Oral Maxillofac Implants 1995;10:462–465.

[26] Krennmair G, Ulm GW, Lugmayr H, Solar P. The incidence, location, and height of maxillary sinus septa in the edentulous and dentate maxilla. J Oral Maxillofac Surg 1999;57:667–671.

[27] Cawood JI, Howell RA. A classification of the edentulous jaws. Int J Oral Maxillofac Surg 1988;17:232–236.

[28] Al-Faraje L. Surgical Complications in Oral Implantology: Etiology, Prevention, and Management. Chicago: Quintessence, 2011:158.

[29] Yousuf S, Tubbs RS, Wartmann CT, Kapos T, Cohen-Gadol AA, Loukas M. A review of the gross anatomy, functions, pathology, and clinical uses of buccal fat pad. Surg Radiol Anat 2010;32:427–436.

[30] Poissonet CM, Burdi AR, Bookstein FL. Growth and development of human adipose tissue during early gestation. Early Hum Dev 1983;8:1–11.

[31] Baker EW (ed). Head and Neck Anatomy for Dental Medicine. New York: Thieme, 2010:44,312.

[32] Racz L, Maros TN, Seres-Sturm L. Structural characteristics and functional significance of the buccal fat pad. Morphol Embryol 1989;35:73–77.

[33] Tideman H, Bosanquet A, Scott J. Use of the buccal fat pad as a pedicled graft. J Oral Maxillofac Surg 1986;44:435–440.

[34] Loukas M, Kapos T, Louis RG Jr, Wartmann C, Jones A, Hallner B. Gross anatomical, CT and MRI analyses of the buccal fat pad with special emphasis on volumetric variations. Surg Radiol Anat 2006;28:254–260.

[35] Vuillemin T, Raveh J, Ramon Y. Reconstruction of the maxilla with bone grafts supported by the buccal fat pad. J Oral Maxillofac Surg 1988;83:257–264.

[36] Dubin B, Jackson IT, Halim A, Triplett WW, Ferreira M. Anatomy of the buccal fat pad and its clinical significance. Plast Reconstr Surg 1988;83:257–264.

[37] Tuli P, Parashar A, Nanda V, Sharma RK. Delayed buccal fat pad herniation: An unusual complication of buccal flap in cleft surgery. Indian J Plast Surg 2009;42:104–105.

[38] Zhang HM, Yan YP, Qi KM, Wang JQ, Liu ZF. Anatomical structure of the buccal fat pad and its clinical adaptations. Plast Reconstr Surg 2002;109:2509–2518.

[39] Tostevin PM, Ellis H. The buccal fat pad: A review. Clin Anat 1995;8:403–406.

[40] Kahn JL, Wolfram-Gabel R, Bourjat P. Anatomy and imaging of the deep fat of the face. Clin Anat 2000;13:373–382.

[41] Stuzin JM, Wagstrom L, Kawamoto HK, Baker TJ, Wolfe A. The anatomy and clinical applications of the buccal fat pad. Plast Reconstr Surg 1990;85:29–37.

[42] Jackson IT. Anatomy of the buccal fat pad and its clinical significance. Plast Reconstr Surg 1999;103:2059–2060.

[43] Ramirez OM. Buccal fat pad pedicle flap for midface augmentation. Ann Plast Surg 1999;43:109–118.

[44] Neder A. Use of buccal fat pad for grafts. Oral Surg Oral Med Oral Pathol 1983;55:349–350.

[45] Egyedi P. Utilization of the buccal fat pad for closure of oro-antral and/or oro-nasal communications. J Maxillofac Surg 1977;5:241–244.

[46] Adeyemo WL, Ladeinde AL, Ogunlewe MO, Bamgbose BO. The use of buccal fat pad in oral reconstruction: A review. Niger Postgrad Med J 2004;11:207–211.

[47] El Haddad SA, Abd El Razzak MY, El Shall M. Use of pedicled buccal fat pad in root coverage of severe gingival recession defect. J Periodontol 2008;78:1271–1279.

[48] Zhong LP, Chen GF, Fan LJ, Zhao SF. Immediate reconstruction of maxilla with bone grafts supported by pedicled buccal fat pad graft. Oral Surg Oral Med Oral Pathol Oral Radiol Endod 2004;97:147–154.

[49] Kim YK, Hwang JW, Yun PY. Closure of large perforation of sinus membrane using pedicled buccal fat pad graft: A case report. Int J Oral Maxillofac Implants 2008;23:1139–1142.

[50] Hassani A, Khojasteh A, Alikhasi M. Repair of the perforated sinus membrane with buccal fat pad during sinus augmentation. J Oral Implantol 2008;34:330–333.

[51] Wong K. Laser Doppler flowmetry for clinical detection of blood flow as a measure of vitality in sinus bone grafts. Implant Dent 2000;9:133–142.

[52] Liversedge RL, Wong K. Use of the buccal fat pad in maxillary

and sinus grafting of the severely atrophic maxilla preparatory to implant reconstruction of the partially or completely edentulous patient: Technical note. Int J Oral Maxillofac Implants 2002;17:424–428.

[53] Proussaefs P, Lozada J. The "Loma Linda pouch": A technique for repairing the perforated sinus membrane. Int J Periodontics Restorative Dent 2003;23:593–597.

[54] Aimetti M, Romagnoli R, Ricci G, Massei G. Maxillary sinus elevation: The effect of macrolacerations and microlacerations of the sinus membrane as determined by endoscopy. Int J Periodontics Restorative Dent 2001;21:581–589.

[55] Rodriguez AM, Elabd C, Amri EZ, Ailhaud G, Dani C. The human adipose tissue is a source of multipotent stem cells. Biochimie 2005;87:125–128.

[56] Dean A, Alamillos F, García-López A, Sánchez J, Peñalba M. The buccal fat pad flap in oral reconstruction. Head Neck 2001;23:383–388.

[57] Brook RI, MacGregor AJ. Traumatic pseudolipoma of the buccal mucosa. Oral Surg Oral Med Oral Pathol 1969;28:223–225.

[58] Matarasso A. Pseudoherniation of the buccal fat pad: A new clinical syndrome. Plast Reconstr Surg 1997;100:723–730.

[59] Hines N, Lantos G. Herniation of the buccal fat pad into the maxillary antrum: CT findings in three cases. AJNR Am J Neuroradiol 2006;27:936–937.

[60] Marano PD, Smart EA, Kolodny SC. Traumatic herniation of buccal fat pad into maxillary sinus: Report of case. J Oral Surg 1970;28:531–532.

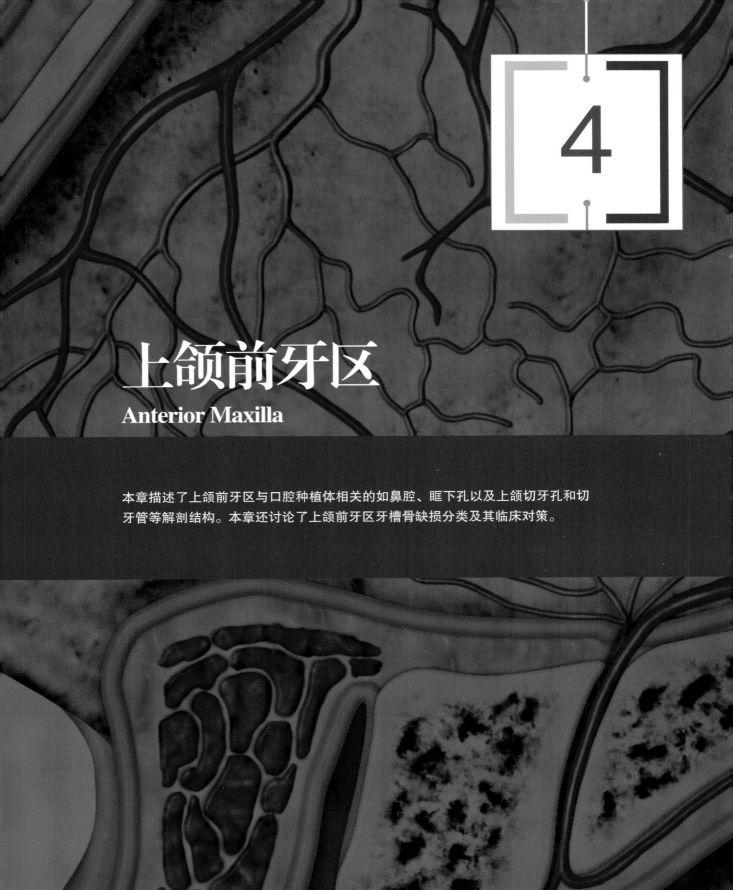

上颌前牙区

Anterior Maxilla

本章描述了上颌前牙区与口腔种植体相关的如鼻腔、眶下孔以及上颌切牙孔和切牙管等解剖结构。本章还讨论了上颌前牙区牙槽骨缺损分类及其临床对策。

鼻腔

鼻部的骨性结构

鼻部骨性结构主要由上颌骨构成。下方包括了牙槽突和前鼻棘，上方包括了上颌额突，上颌额突提供了外鼻部的骨壁支撑。侧方成对的鼻骨以及下方的额骨构成了鼻部骨壁。

鼻腔内骨性结构在图4-1和图4-2中有显示。在内部，前鼻腔骨性结构由鼻骨下表面所构成，其后方是额骨，包含了额窦。鼻腔顶部大部分是由筛骨组成的，它在内侧非常的薄（筛状板处，此处有嗅神经通过），两侧增厚。筛骨还是上鼻甲和中鼻甲的起始部，它们延伸到鼻腔的顶部。鼻腔的后部是蝶骨，蝶骨包含有蝶窦以及蝶鞍（环绕垂体）。

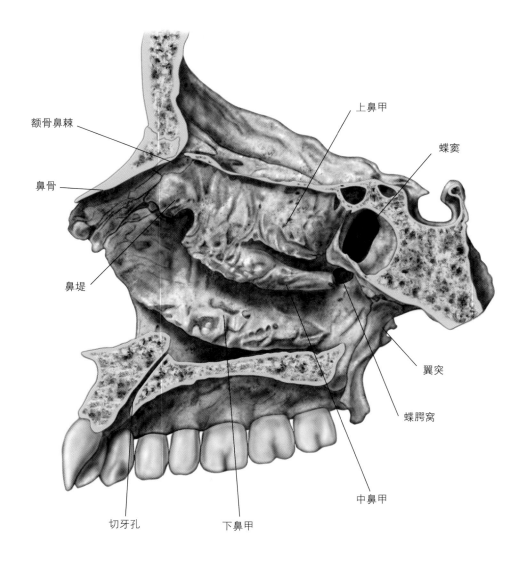

图4-1　鼻腔侧壁的骨性结构。

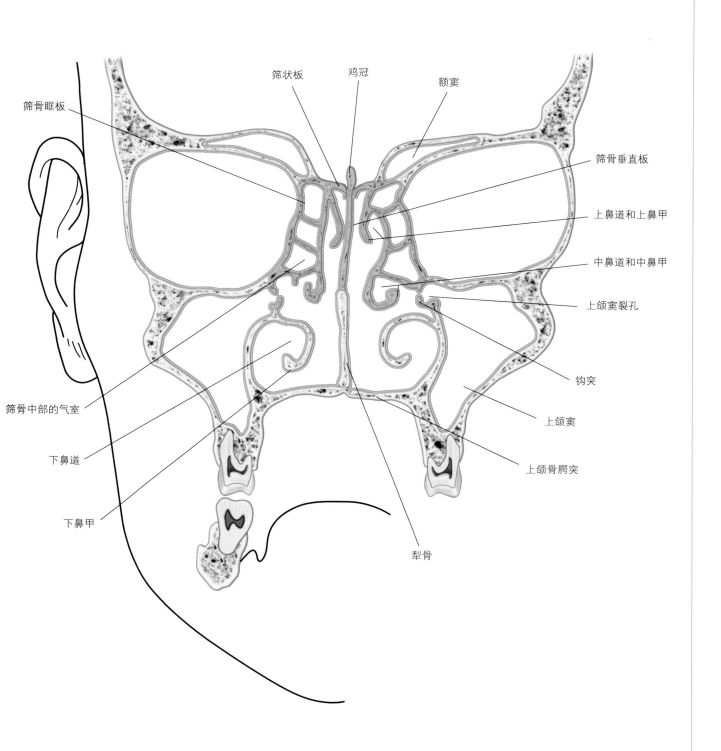

图4-2 鼻腔骨性结构的前面观。

　　鼻腔的骨性侧壁由上颌骨前部构成，它还是下鼻甲的起始部。上颌骨后部以及下鼻甲上方是薄的泪骨，上覆泪器。继续向后，鼻腔外侧壁由腭骨垂直板构成，紧靠蝶腭孔前方。之后是蝶骨，包括翼突板。下方，鼻腔大部分由上颌骨牙槽突和腭突构成。在这之后，其余的硬腭是由腭骨水平板构成。图4-3显示了鼻中隔的骨性结构和软骨结构。鼻腔中线的支持是由前方的鼻中隔软骨提供，在距离前部2~3cm处与筛骨垂直板相交。垂直板形成的骨性鼻中隔上部延伸，直到蝶骨面。在这下方是犁骨，也延伸到蝶骨面。鼻中隔最下方的一小部分是由上颌骨的鼻嵴以及腭骨组成。

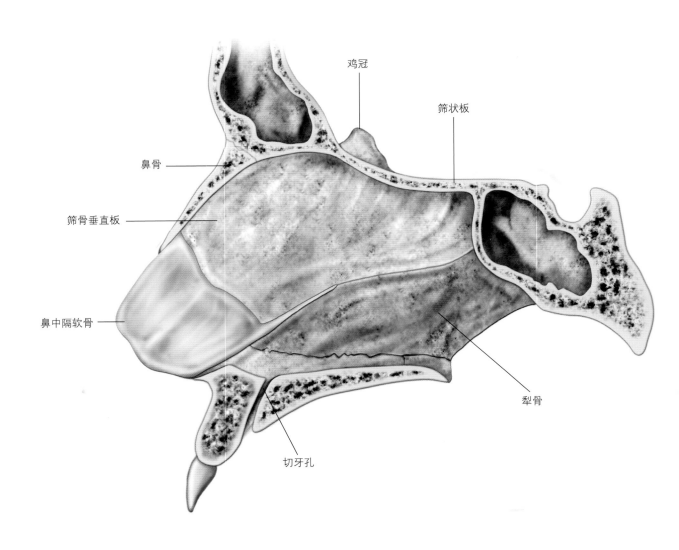

鸡冠

筛状板

鼻骨

筛骨垂直板

鼻中隔软骨

犁骨

切牙孔

图4-3　鼻中隔的骨性结构和软骨结构。

鼻腔衬里

鼻腔和鼻窦的软组织衬里旨在最佳地行使空气调节和免疫保护功能。鼻和鼻窦的大部分区域都衬有一层上皮细胞，主要由柱状纤毛细胞和少量杯状细胞组成。这层之下是一层无细胞基底膜，覆盖于包含血管和腺体的固有层之上。所有这些之下为骨膜。鼻腔的不同区域有不同的特定功能。鼻腔的最前部分衬有鳞状上皮细胞，具有保护功能。鼻甲和部分鼻中隔黏膜具有相当丰富的静脉，当需要湿润吸入的空气时，可能导致堵塞。尤其下鼻甲这一功能特别突出。鼻旁窦的内层往往比鼻腔内壁薄，并且含有较少的杯状细胞。鼻黏膜每天产生约0.5L的黏液。鼻腔和窦腔的纤毛细胞协同将黏液从鼻窦中扫出，从后鼻部吞咽。鼻衬里上的黏液为双层结构，凝胶层浮在含有先天性免疫蛋白的溶胶层之上。纤毛向上延伸穿过溶胶层，并以3～25mm/min的速率扫过凝胶层。当气雾化的病原体和碎片落在黏液上时，它们被黏液困住并被扫出鼻腔。

鼻腔的血液供应

　　鼻腔和鼻窦的血管都异常丰富。图4-4和图4-5显示了鼻的血供。其中最大的血供来自蝶腭动脉——上颌内动脉（它是颈外动脉的分支）的分支。蝶腭动脉通过翼上颌窝和蝶腭孔进入鼻腔，紧邻上颌窦后壁后方。在进入鼻部后，蝶腭动脉向前方发送分支以供应鼻侧壁和鼻甲。它还穿过蝶骨面，向后方和内侧发出大分支供应鼻中隔。据估计，蝶腭动脉占鼻部血供的80％以上。

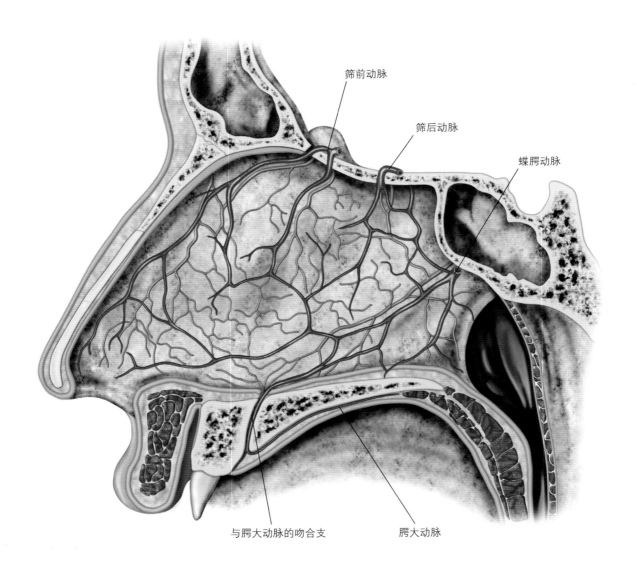

筛前动脉

筛后动脉

蝶腭动脉

与腭大动脉的吻合支　　　腭大动脉

图4-4　鼻中隔的血供。

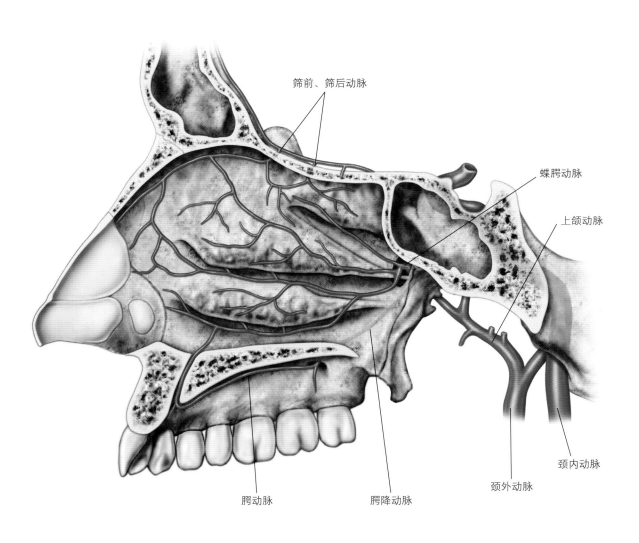

筛前、筛后动脉

蝶腭动脉

上颌动脉

颈内动脉

颈外动脉

腭动脉

腭降动脉

图4-5　鼻外侧壁的血供。

来自颌内动脉的第二支动脉也供应鼻腔。腭降动脉通过腭大孔进入口腔变成腭大动脉。然后它沿着腭部前行，并通过切牙孔重新进入鼻腔，在那里它与鼻中隔前部的蝶腭动脉分支吻合。颈内动脉也有分支进入鼻腔和鼻窦。当眼动脉向前穿过眼眶时，它会发出分支进入筛后动脉和筛前动脉，这些动脉沿颅底进入鼻腔，穿过筛顶，并通过筛状板重新进入颅内（图4-6）。这些动脉供给鼻外侧壁、鼻窦和鼻中隔。鼻腔的静脉回流与动脉通路密切相关。

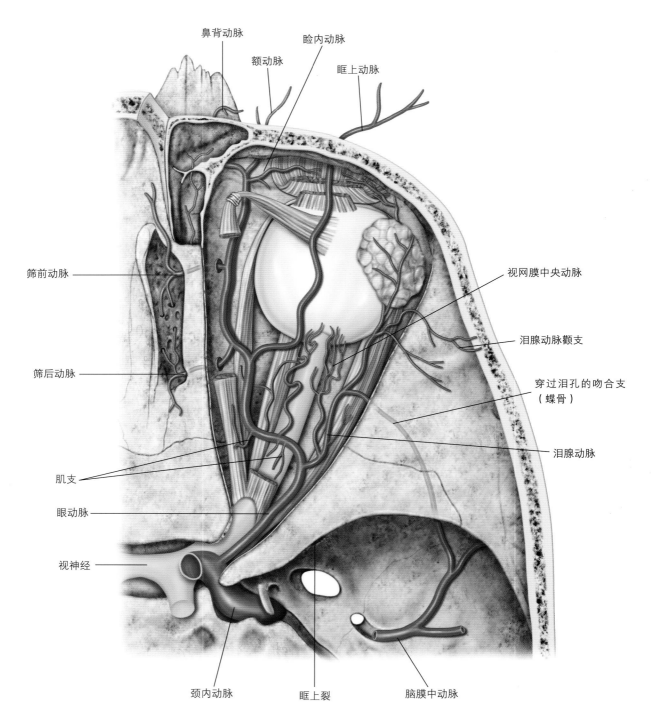

图4-6　筛状动脉的起源。

鼻腔的神经支配

　　鼻腔和鼻窦内有感觉、自主神经和特殊感觉神经支配。鼻腔的神经支配如图4-7所示。如前所述，神经分支通常遵循血管分布模式。虽然大多数感觉神经来自三叉神经的第二分支（V2），但也有一些来自V1。翼腭神经节发出的分支包括鼻腭神经，它紧随蝶腭动脉的动脉支。筛前神经和筛后神经支配鼻腔和鼻窦的上部，由三叉神经的眼支（V1）的分支鼻睫神经发出。嗅觉上皮位于上鼻甲、筛状板和鼻中隔的上表面。这种特殊的黏膜内包含了嗅觉神经元，它的树突位于黏膜表面以检测气味。这些神经元的轴突通过筛状板延伸至嗅球，嗅球又将信号传递至嗅觉皮层。

　　图4-8显示了大体颅骨标本上鼻腔的不同部分。

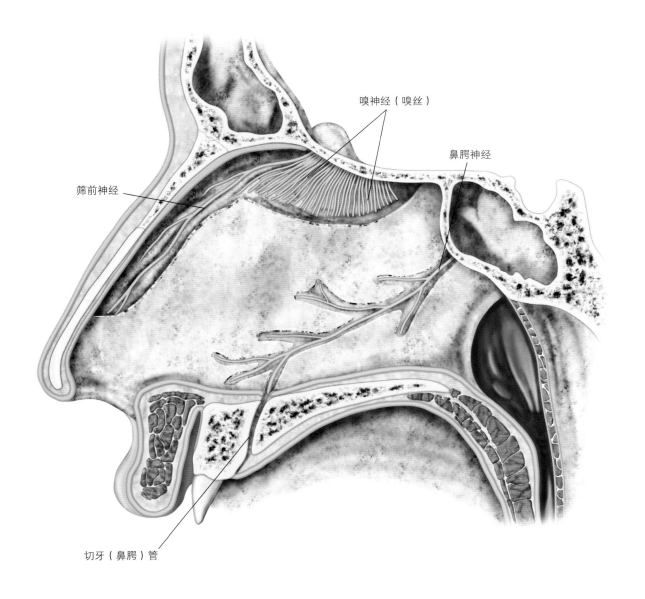

嗅神经（嗅丝）

鼻腭神经

筛前神经

切牙（鼻腭）管

图4-7　鼻腔的神经支配。

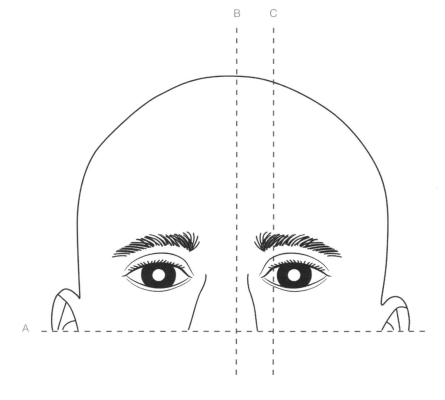

切割线A：颧骨中央

切割线B：紧贴鼻中隔的右侧（从标本前面观）

切割线C：紧贴鼻腔的左外侧壁（上颌窦内侧壁）

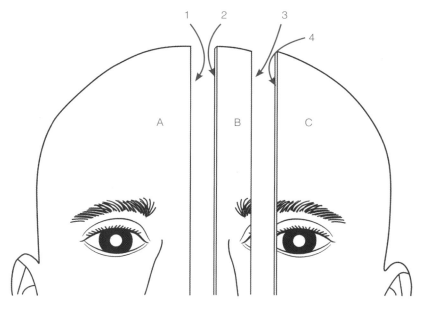

平面1显示切割线B切割之后鼻中隔的左侧面

平面2显示切割线C切割之前鼻腔的左侧壁

平面3显示标本块B（从左侧上颌窦看）

平面4显示标本块C

图4-8 大体颅骨标本鼻腔各切面的示意图。

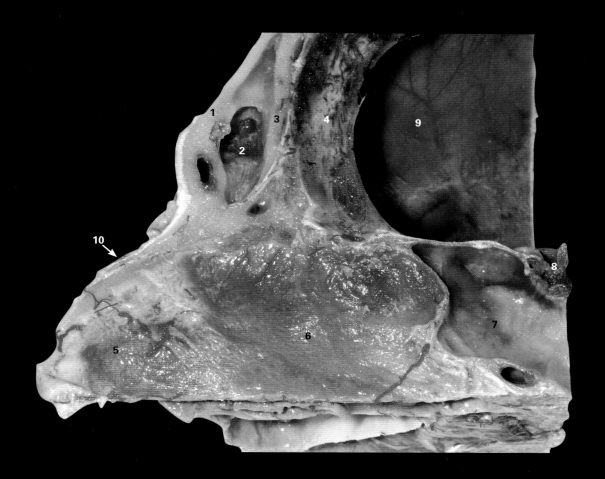

平面1

1. 额窦前壁
2. 额窦
3. 额窦后壁
4. 大脑镰
5. 鼻中隔（软骨）
6. 鼻中隔（筛骨垂直板和犁骨）
7. 蝶窦
8. 蝶鞍和大脑垂体
9. 颅前窝
10. 鼻骨

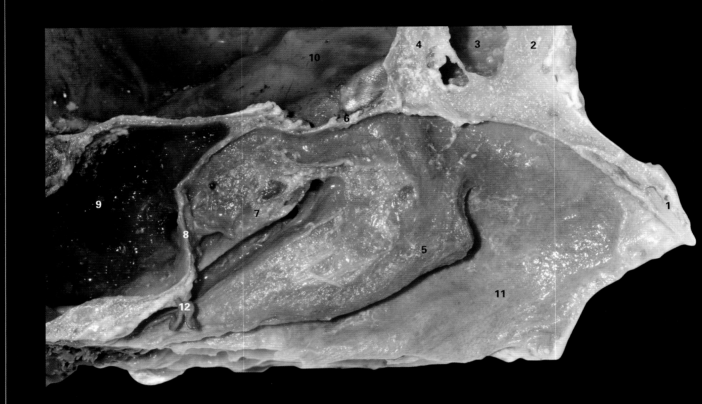

平面2

1. 鼻骨
2. 额窦前壁
3. 额窦
4. 额窦后壁
5. 中鼻甲
6. 筛状板
7. 上鼻甲
8. 蝶窦前表面
9. 蝶窦
10. 颅前窝
11. 鼻外侧壁
12. 蝶腭动脉的鼻中隔支

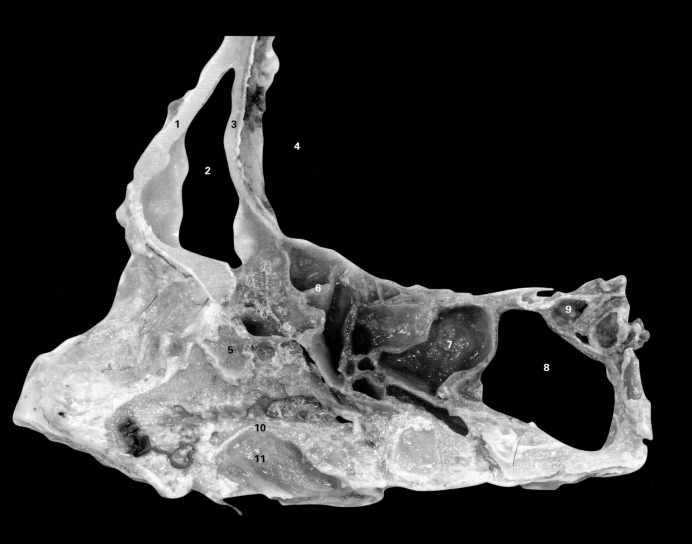

平面3

1. 额窦前壁
2. 额窦
3. 额窦后壁
4. 颅前窝
5. 鼻堤小房
6. 前筛窦
7. 后筛窦
8. 蝶窦
9. 蝶鞍及其内容物
10. 下鼻甲
11. 下鼻道

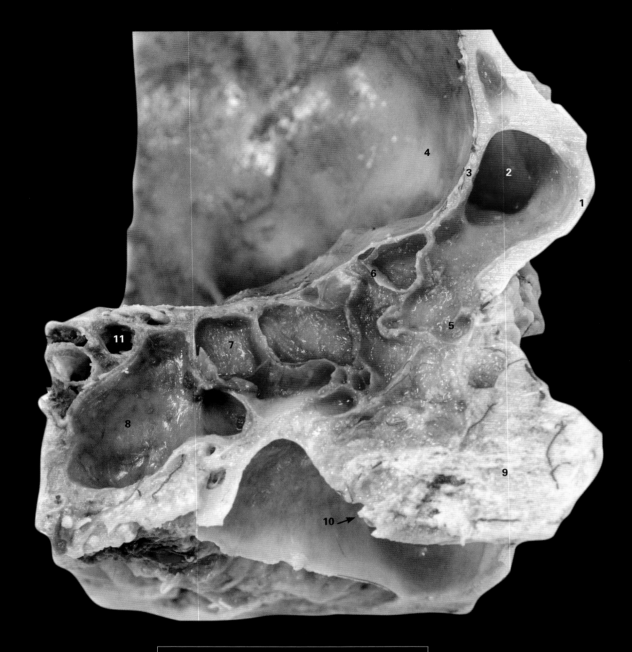

平面4

1. 额窦前壁
2. 额窦
3. 额窦后壁
4. 颅前窝
5. 鼻堤小房
6. 前筛窦
7. 后筛窦
8. 蝶窦
9. 鼻腔外侧
10. 上颌窦
11. 蝶鞍及其内容物

这个平面为一个单独的标本以展示鼻腔外侧壁。

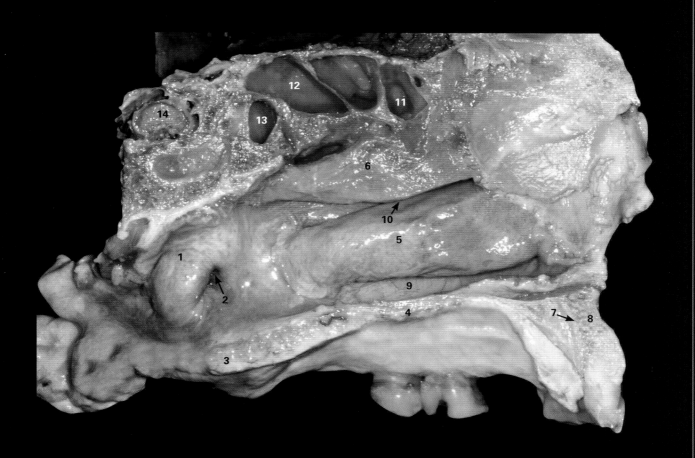

鼻腔侧外壁

1. 咽鼓管圆枕
2. 咽鼓管开口
3. 软腭
4. 硬腭
5. 下鼻甲
6. 中鼻甲
7. 切牙孔
8. 上颌牙槽突
9. 下鼻道
10. 中鼻道
11. 前筛窦
12. 后筛窦
13. 蝶窦
14. 颈动脉

眶下孔

眶下孔位于眶下缘的正下方，包含眶下神经和眶下动脉。它的形状和位置多样，可能有2个或3个外部开口。其位置与面部骨骼的形状无关。它向中间方向走行，其开口向下倾斜，因此不易在体表识别。眶下沟完全封闭，形成一条管道（图4-9）。

眶下神经是上颌神经（由三叉神经节产生的三叉神经的第二分支）的分支。在分出脑膜支后，眶下神经通过圆孔进入翼腭窝，在那里分为颧神经、翼腭神经/鼻腭神经（神经节支）和眶下神经。

眶下神经通过眶下裂进入眼眶（在发出分支进入磨牙的上牙槽后神经和上牙槽中神经之后）。它穿过眼眶内的眶下沟和眶下管，并分支出上牙槽前神经，然后出现在眶下孔相应的面部。此时它被称为眶下神经终末支。在神经终末处，神经位于上唇方肌下方，并分成若干支配鼻侧（外侧和内侧鼻神经）、下眼睑（下睑神经）和上唇（上唇支），并与面神经纤维融合（图4-10）。

面动脉位于上颌骨额突的骨槽内。它与鼻背动脉和眶下动脉吻合，提供上唇、鼻和下眼睑的血供（图4-11）。

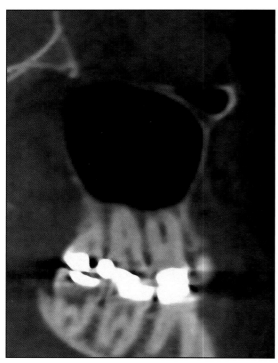

图4-9　眶下管CT扫描。

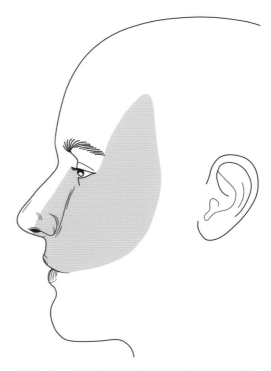

图4-10　上颌神经通过眶下孔所支配的区域。

在口腔种植外科中的重要性

经侧壁开窗上颌窦底提升手术，以及在严重吸收的上颌前牙区进行种植手术时，翻瓣可能损伤眶下神经，可能导致上唇感觉异常。为将风险降至最低，应在术前通过计算机断层扫描（CT）确定神经的确切位置，把翻瓣控制在眶下孔一定距离之外，对软组织操作轻柔，并且在手术过程中保持牵拉钩与神经的安全距离。

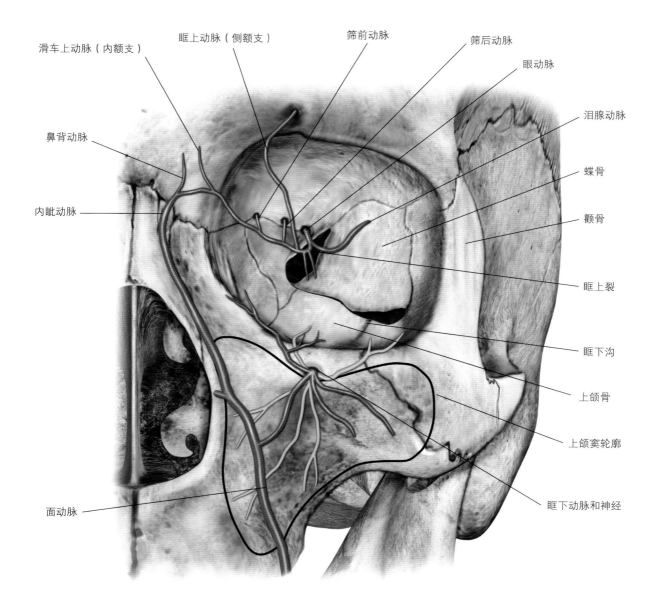

滑车上动脉（内额支）　　眶上动脉（侧额支）　　筛前动脉　　筛后动脉　　眼动脉　　泪腺动脉　　蝶骨　　颧骨　　眶上裂　　眶下沟　　上颌骨　　上颌窦轮廓　　眶下动脉和神经

鼻背动脉　内眦动脉　面动脉

图4-11　面动脉与眶下动脉的吻合。

上颌切牙孔和切牙管

　　切牙管通常位于上颌骨的中线，位于常规曲面体层片中央槽的后面，不容易被辨识[1]；在常规的X线片上，某些病变如切牙管囊肿可能被误诊为根管内病变[2]。切牙管内包含鼻腭神经和腭大动脉的前牙支（图4-12），由于切牙管内的神经、血管来源于双侧，所以管内至少有两束神经血管束[3]。

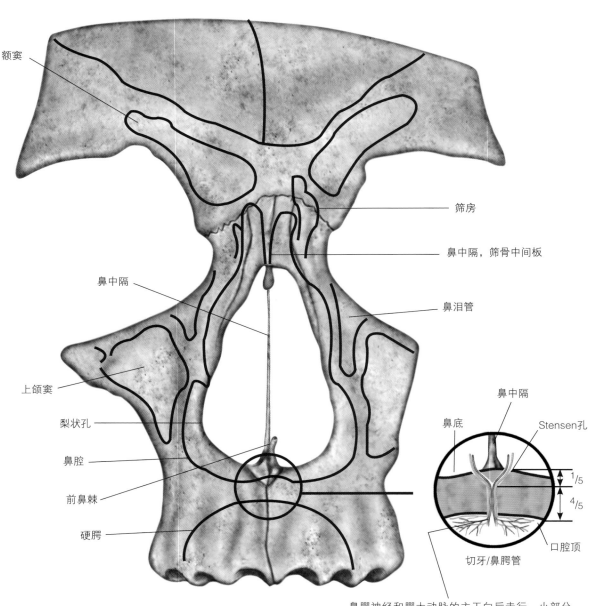

图4-12　上颌切牙管解剖。

- 鼻腭神经：由上颌神经翼腭神经节后发出的鼻后上神经的分支，向前下方穿切牙孔，支配硬腭前部并与腭大神经交通。所以，涉及上颌前部、上颌中切牙、鼻中隔或鼻底的手术可以通过切牙管内的注射麻醉
- 腭大动脉的前牙支：腭大动脉自腭大孔穿出，经过硬腭穿切牙孔进入鼻腔，在鼻中隔与蝶腭动脉吻合或终于切牙管

形态

鼻腭管的平均长度为8.1mm。在腭部开孔于切牙孔，平均内径为4.6mm。在鼻底经常可以看到2个开孔，但有时仅1个或者3个甚至4个。鼻腭管在鼻底部的平均最大直径是4.9mm。颌骨的厚度，从前牙到鼻腭管为7.4mm。然而，鼻腭管的形态和直径都可能存在重要的解剖学变异[4]。

Iordanishvili[5]在研究了254个颌骨之后发现，切牙孔位于上颌腭突的下面中线处，距离中切牙牙冠近中切角大约（9.8±0.2）mm 处，与性别不相关。成人切牙孔与中切牙牙根的平均距离为（3.5±0.1）mm。

值得注意的是，在上颌前牙区存在骨吸收的个体，切牙管的前壁到上颌前牙区唇侧骨板的距离减小，可能比有上颌前牙的个体距离小很多。骨的吸收再加上切牙孔的增大可能会影响到种植体植入。

在CT影像上评估上颌切牙孔和切牙管

　　CT扫描可以清晰显示切牙孔的位置和大小、切牙管的具体形态，以及切牙管与上颌唇侧骨壁的距离。图4-13和图4-14显示了不同大小的切牙管和切牙孔，以及它们相对牙槽嵴的距离。

种植手术要点

　　为避免发生术中并发症，例如种植体植入切牙管，在术前应该通过CT影像来观察切牙管的形态和直径，并评估唇侧骨板的厚度。

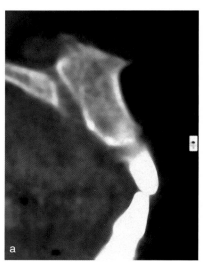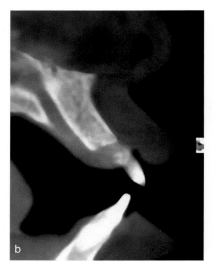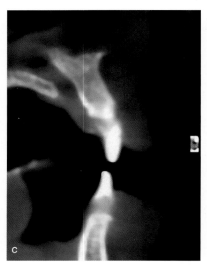

图4-13　（a～c）切牙孔相对于牙槽嵴的不同位置。

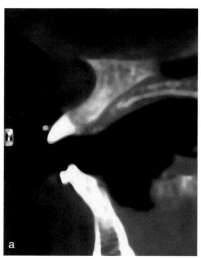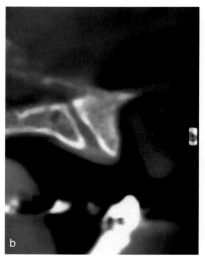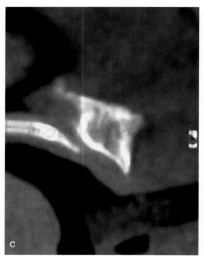

图4-14　（a）异常狭窄的上颌切牙管。（b和c）切牙孔与牙槽嵴之间的距离非常小。（c）更严重。

切牙管内植骨（incisive canal deflation）

　　某些病例中切牙管的位置可能影响了种植体的植入（图4-15）。为了理想的修复体位置，可以选择切除切牙管内的神经和血管，并植入骨代用品同期或延期植入种植体[6-8]。切牙管内神经和血管与腭大动脉和神经的吻合支，使得再血管化并且在3～6个月内逐渐形成神经支配。然而，上腭前部仍有可能有感觉丧失，术前应告知患者，但很少有患者抱怨这种情况。

　　这个手术在局麻下进行。先翻开全厚瓣，用挖匙和圆钻充分冲洗去除切牙管内容物，管内开放骨髓腔保证有充分血运。植入骨移植材料（自体骨或者异种骨与同种异体骨的混合物），利于即刻或者延期种植体植入。

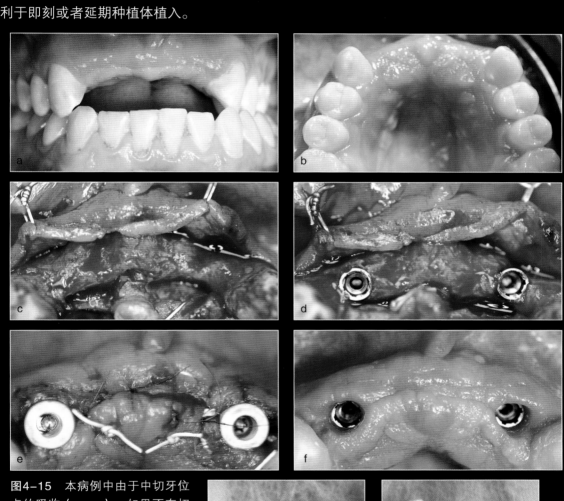

图4-15　本病例中由于中切牙位点的吸收（a～c），如果不在切牙管内植骨将无法植入种植体。也可以通过在侧切牙位点植入种植体（d～h），用四单位的种植体支持的修复体修复。注意：如果只有单侧的侧切牙缺失，只有在切牙管位点进行骨移植才可能进行种植体支持的固定修复。因此，除上颌牙列缺失、牙槽嵴严重吸收的患者之外，前牙缺失的患者也可能需要进行上颌切牙管的骨移植。

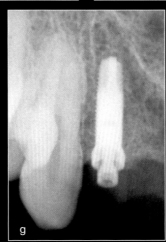

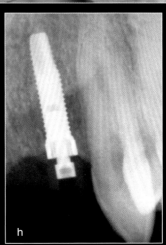

上颌前牙区骨量不足

笔者对于牙槽骨的自然吸收模式进行了分类（图4-16）。现有的分类阐明了牙齿丧失之后，牙槽骨宽度的逐渐减小至宽度严重丧失，然后开始高度的丧失，但笔者提出在初始宽度开始丧失之后，骨吸收有两种模式：牙槽骨整体骨宽度丧失或只有在牙槽嵴顶有严重的骨丧失，根尖1/2仍有充分的骨量。在CT评估和方案设计时需要注意区分这两种不同的吸收模式，这会影响到骨增量方案。

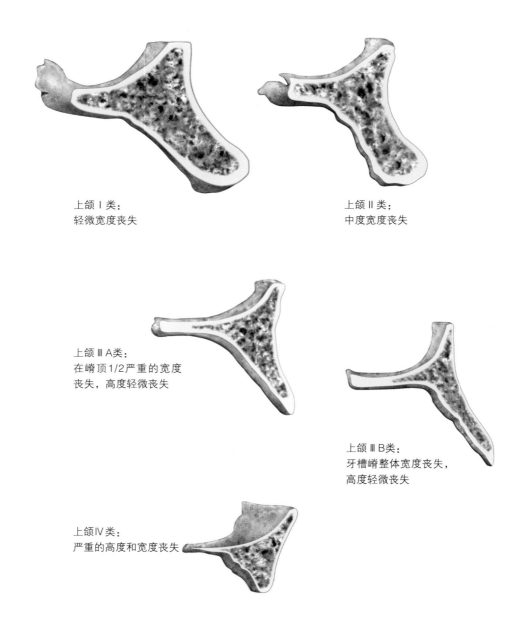

上颌Ⅰ类：
轻微宽度丧失

上颌Ⅱ类：
中度宽度丧失

上颌ⅢA类：
在嵴顶1/2严重的宽度
丧失，高度轻微丧失

上颌ⅢB类：
牙槽嵴整体宽度丧失，
高度轻微丧失

上颌Ⅳ类：
严重的高度和宽度丧失

图4-16　上颌前牙区骨吸收模式的Al-Faraje分类。

上颌牙槽骨缺损的临床治疗方案

以下是处理上颌牙槽骨量不足的基本原则：

- 根据CT影像确定确切的骨丧失模式

- 对于Ⅰ类骨吸收（Al-Faraje分类法），因为骨宽度和高度的丧失轻微（牙齿丧失的时间不长），可以植入常规颈种植体甚至宽颈种植体

- 对于Ⅱ类骨吸收，仍然可以在不进行骨增量手术的情况下植入种植体；然而，术者应该选择窄颈种植体，以确保种植体的唇侧和腭侧有足够骨质

- 对于ⅢA类骨吸收，术者应修整牙槽嵴并进行骨劈开后植入种植体，或植入种植体同期引导骨再生，或进行块状骨移植延期种植体植入。尽管有这3种技术可供选择，但是在这种类型的上颌骨丧失的病例中，牙槽嵴劈开法是最容易操作也是最可靠的。图4-17展示了此过程的步骤，图4-18展示了一个临床病例

- 对于ⅢB类骨吸收，无法进行骨劈开，而且由于受区骨厚度不足，块状骨移植技术也十分困难；因此，推荐的方法是使用钛网和重组人骨形态发生蛋白-2/可吸收明胶海绵（rhBMP-2/ACS）材料进行引导骨再生

- 对于Ⅳ类骨吸收，有3种技术可用于垂直骨增量：块状骨移植，牵张成骨和间接移植。如果前牙区高度合适时也可以采取鼻底提升。术者应根据骨吸收的严重程度和吸收部位（前部与后部）选择合适的技术

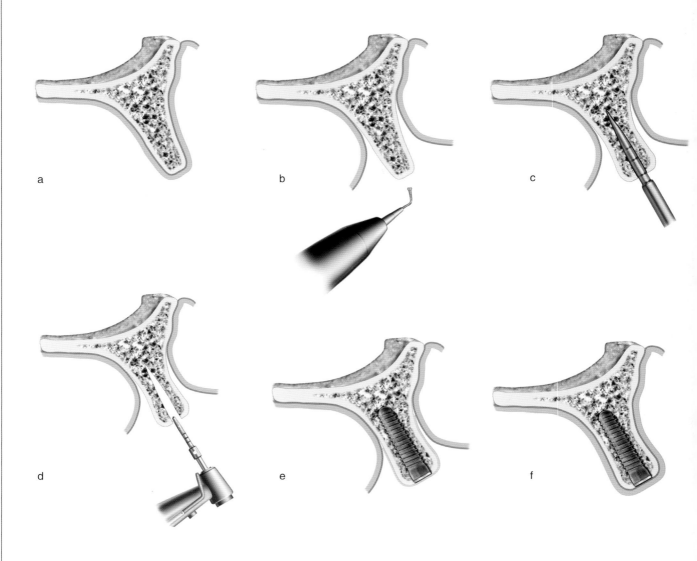

图4-17　骨劈开技术。（a）该程序从评估CT影像开始，根据患者的骨吸收模式确认是该程序的适应证。（b）翻瓣并且修整牙槽嵴后（如果需要），使用超声骨刀在牙槽嵴的中央纵向切开。（c）然后根据需要使用骨劈开凿来加宽牙槽嵴。（d）使用一级或二级扩孔钻进行种植窝预备。（e）种植体采取潜入式愈合方案，使用骨移植材料填充种植体周围的间隙后覆盖可吸收膜。（f）缝合手术位点。

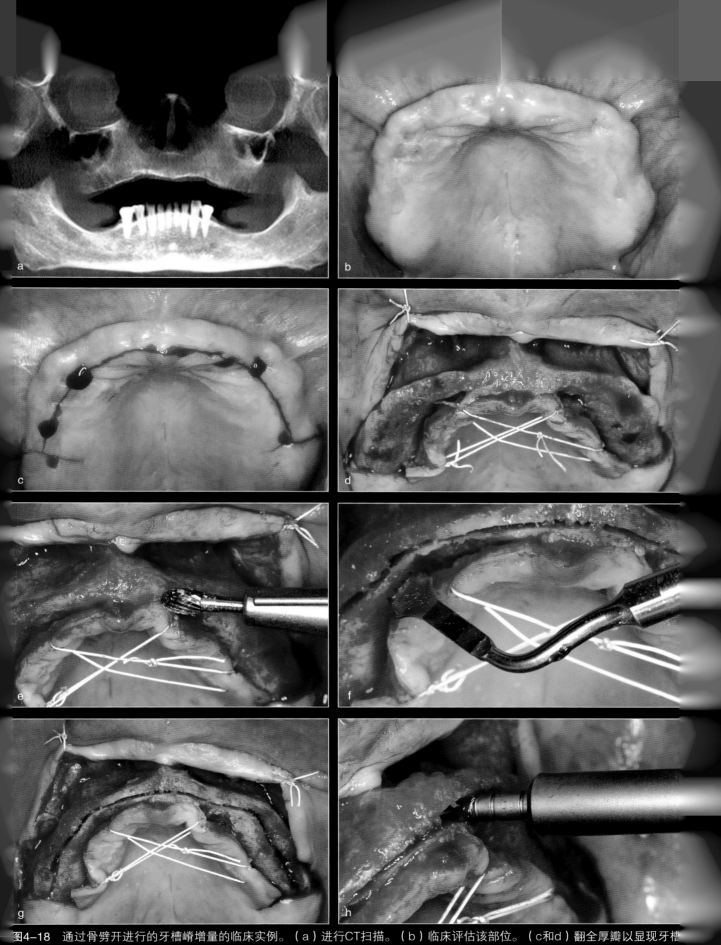

图4-18　通过骨劈开进行的牙槽嵴增量的临床实例。（a）进行CT扫描。（b）临床评估该部位。（c和d）翻全厚瓣以显现牙槽骨宽度、形状和走向。（e）使用牙槽嵴修整钻使牙槽嵴平整。（f和g）使用超声刀在牙槽嵴中央行纵向切口。（h）使用骨凿

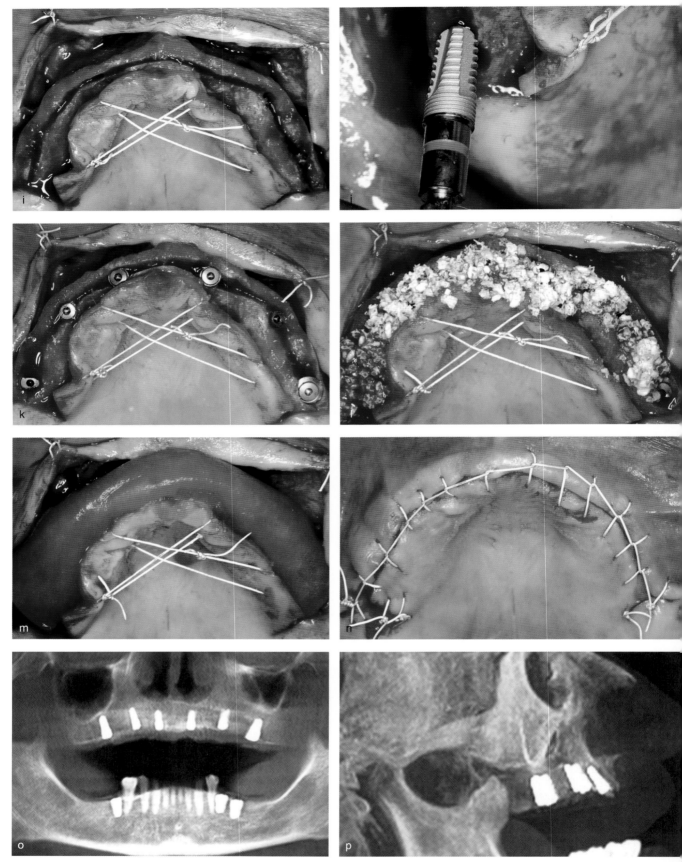

图4-18（续） （i）在牙槽嵴顶使用超声骨刀和骨劈开凿之后。（j和k）用最后一级扩孔钻在牙槽窝上进行预备，并植入锥形种植体（DIO种植体系统）。（l）骨移植材料填充种植体周围间隙（Bio-Oss，Geistlich）。（m）放置胶原敷料（OraTape，Salvin）。（n）使用Gore-Tex缝线（Gore Medical）关闭创口。（o和p）术后CT扫描。

参考文献

[1] Kraut RA, Boyden DK. Location of incisive canal in relation to central incisor implants. Implant Dent 1998;7:221–225.

[2] Terry BR, Bolanos OR. A diagnostic case involving an incisive canal cyst. J Endod 1989;15:559–562.

[3] Song WC, Jo DI, Lee JY, et al. Microanatomy of the incisive canal using three-dimensional reconstruction of microCT images: An ex vivo study. Oral Surg Oral Med Oral Pathol Oral Radiol Endod 2009;108:583–590.

[4] Mraiwa N, Jacobs R, Van Cleynenbreugel J, et al. The nasopalatine canal revisited using 2D and 3D CT imaging. Dentomaxillofac Radiol 2004;33:396–402.

[5] Iordanishvili AK. Age-related characteristics and sex differences in the anatomical structure of the incisive canal [in Russian]. Sovetskaia Stomatologiia (Mosk) 1991;(4):25–27.

[6] Rosenquist JB, Nyström E. Occlusion of the incisal canal with bone chips. A procedure to facilitate insertion of implants in the anterior maxilla. Int J Oral Maxillofac Surg 1992;21:210–211.

[7] Marcantonio E Jr. Incisive canal deflation for correct implant placement: Case report. Implant Dent 2009;18:473–479.

[8] Scher EL. Use of the incisive canal as a recipient site for root form implants: Preliminary clinical reports. Implant Dent 1994;3:38–41.

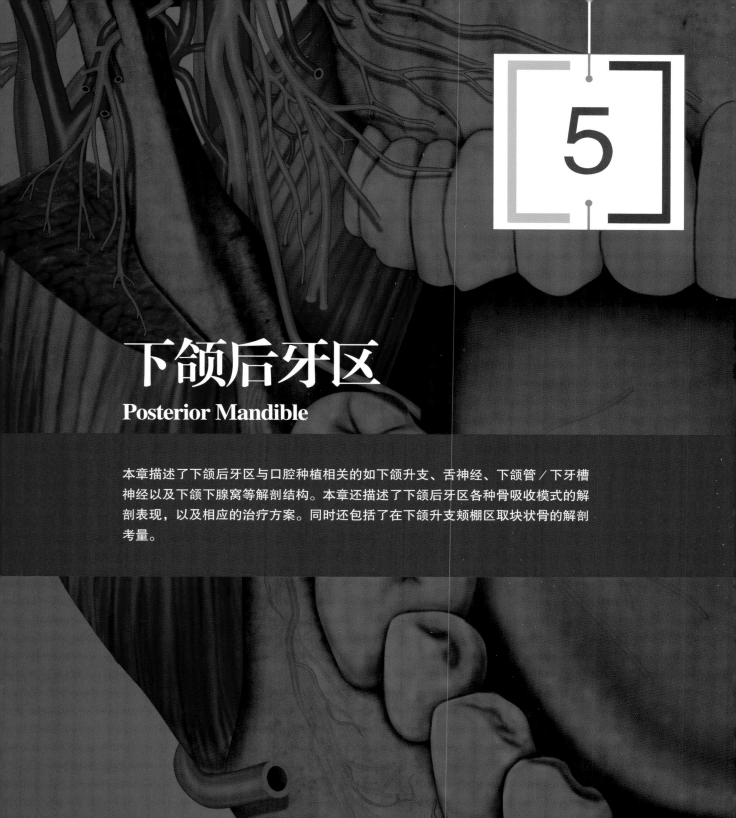

下颌后牙区
Posterior Mandible

本章描述了下颌后牙区与口腔种植相关的如下颌升支、舌神经、下颌管／下牙槽神经以及下颌下腺窝等解剖结构。本章还描述了下颌后牙区各种骨吸收模式的解剖表现，以及相应的治疗方案。同时还包括了在下颌升支颊棚区取块状骨的解剖考量。

下颌升支

下颌升支的前后向平均宽度是30.5mm，下颌孔大约位于从前缘向后2/3的位置（图5-1）。

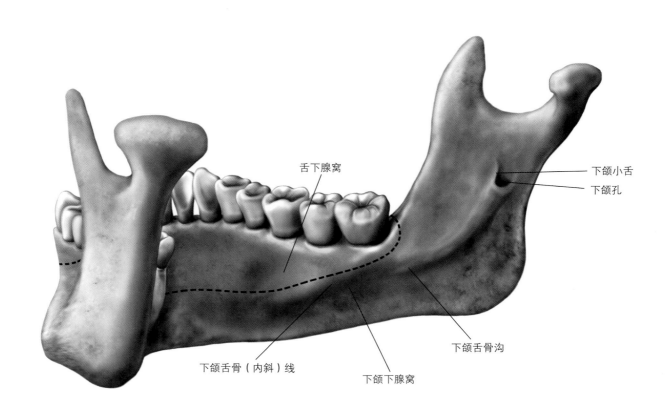

图5-1　下颌后牙区舌侧面，显示了下颌孔的位置和大小。虚线显示的是口腔黏膜附着的边界。

下颌
（平
（图
区为
，这

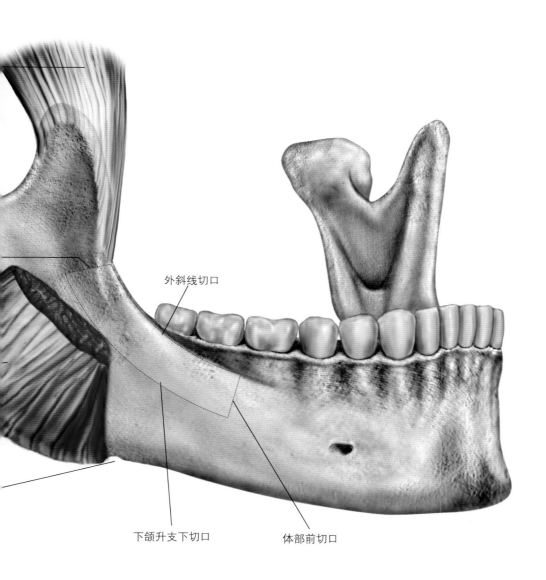

外斜线切口

下颌升支下切口　　　　体部前切口

图5-4　下颌骨侧面观，显示了从下颌升支颊棚区取骨的4个切口位置。

图5-5显示了从下颌升支颊棚区取块状骨的临床病例。

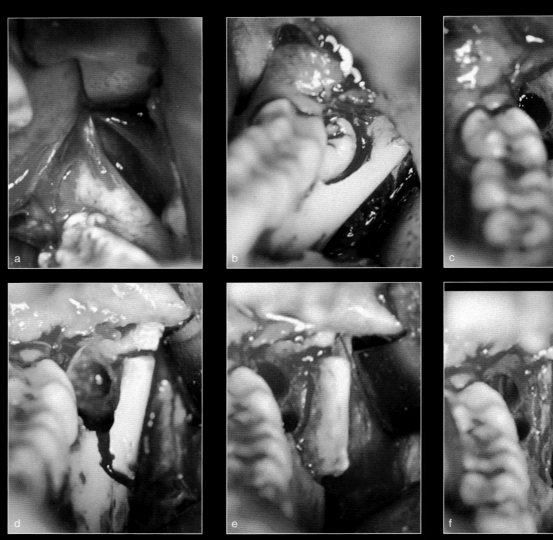

图5-5 从下颌升支颊棚区取块状骨的临床病例。（a）翻全厚瓣，暴露下颌升支的近中下方区域。注意
的附着，可以看到部分骨阻生的第三磨牙。（b）去除第三磨牙侧方的骨质，显示了下颌升支骨块的厚度
三磨牙后的下颌升支区域。（d）骨块的近中壁稍向近中延伸（按照受区需要的尺寸）。（e和f）做完这
出骨块。

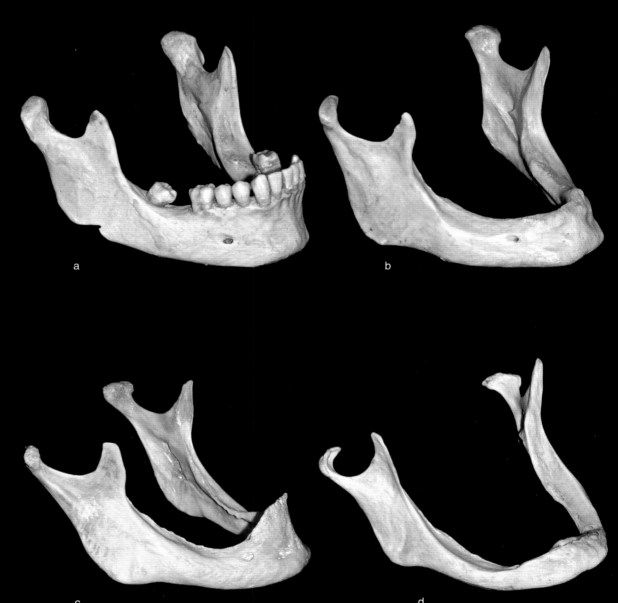

图5-6和图5-7笔者挑选了4例下颌骨标本以

1. 少量或者几乎无吸收（有牙列的颌骨）（

2. 轻度吸收（缺牙时间短）（图5-6b和图5-

3. 中度到重度吸收：通常是宽度的严重丧失

4. 严重骨丧失：高度和宽度的严重丧失（缺

在下颌前缘
（c）拔除第
切口后，取

图5-6　骨吸收的4个阶段。（a）少量或者几乎无吸收。（b）轻度吸收（缺牙时间短）。 图5
（c）中度到重度吸收：通常是宽度的严重丧失和高度的轻度丧失（缺牙时间长）。（d）严 量或
重骨丧失，高度和宽度的严重丧失（缺牙时间非常长）。 失（

术前用CT对患者进行评估时，下颌管上缘至下颌外斜线之间至少有5mm。虽然下颌管骨内颊舌向位置并不固定，但是在第一磨牙远中1/2的位置下颌管至颊侧皮质骨板距离均4.05mm）（图5-3）。所以需要比较大的移植骨块时，应该在这个位置做近中垂直截骨5-4）。下颌管上缘和外斜线的皮质骨之间的平均垂直距离在第二磨牙区为7mm，第三磨牙11mm，喙突基底为14mm。所以需要较小的移植骨块时，可以在下颌升支比较高的位置取样可以距下颌管更远。

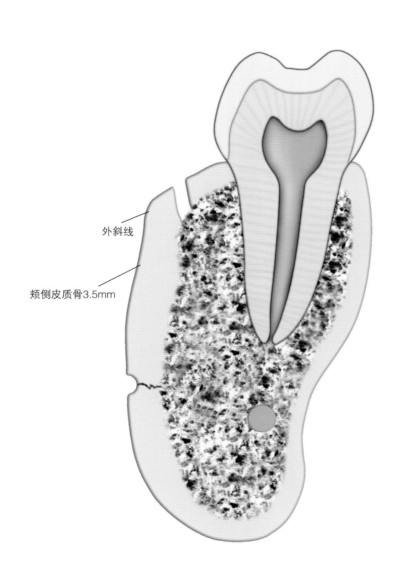

上牙槽中神经

上牙槽后动脉

颊动脉

翼内神经

颊神经（CN V2）

翼内肌

颞肌

外斜线

颊侧皮质骨3.5mm

下颌升支上切口

咬肌

咬肌切迹

图5-3　第一磨牙位置的下颌骨截面，显示了下颌管到颊侧皮质骨中部的距离。

从下颌升支颊棚区取块状骨[1-6]

当脸颊（颊肌和咬肌）从侧方牵拉开时，这些组织延展于下颌后部供区之上。骨部位包括外斜线、磨牙后三角、下颌骨体和下颌升支（图5-2）。注意面部切口的位置以及它的内容物：面神经、动脉和静脉。它位于下颌角咬肌前缘处。

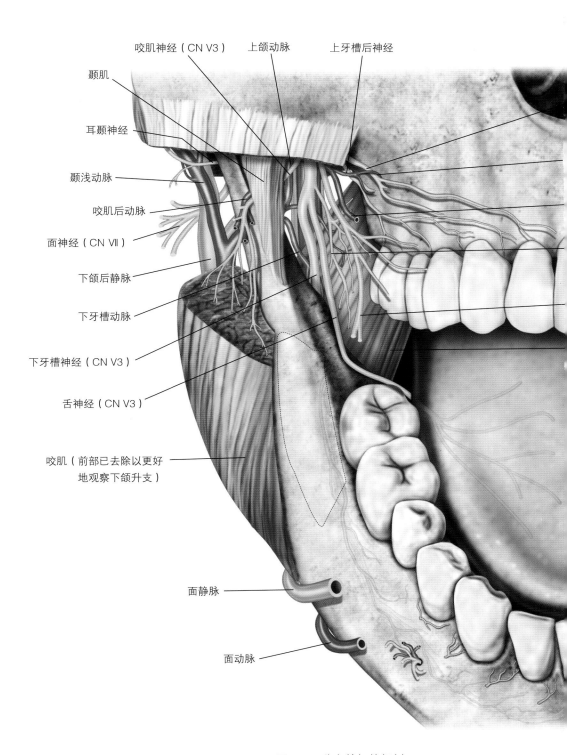

咬肌神经（CN V3） 　上颌动脉 　上牙槽后神经

颞肌

耳颞神经

颞浅动脉

咬肌后动脉

面神经（CN Ⅶ）

下颌后静脉

下牙槽动脉

下牙槽神经（CN V3）

舌神经（CN V3）

咬肌（前部已去除以更好地观察下颌升支）

面静脉

面动脉

图5-2　升支前部的解剖。

展示骨吸收的4种模式：

图5-6a和图5-7a）。

7b）。

和高度的轻度丧失（缺牙时间长）（图5-6c和图5-7c）。

牙时间非常长）（图5-6d和图5-7d）。

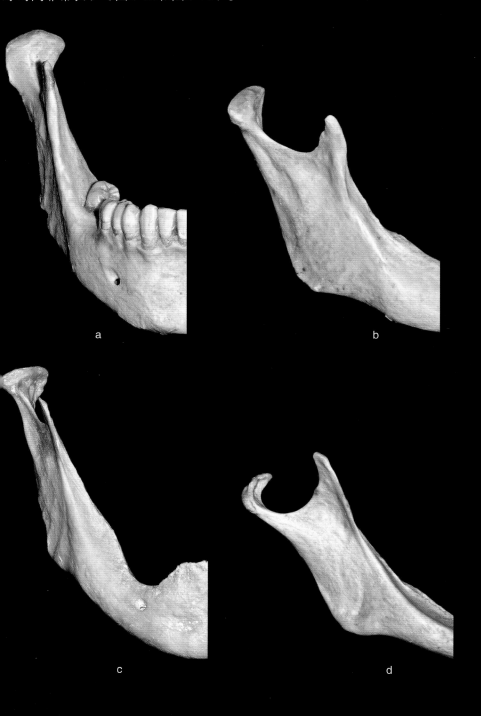

a

b

c

d

7　图5-6中的下颌骨标本前面观。注意（c和d）中的外斜线上部已经消失，说明已有明显的吸收。（a）少
者无吸收。（b）轻度吸收（缺牙时间短）。（c）中度到重度吸收：通常是宽度的严重丧失和高度的轻度丧
缺牙时间长）。（d）严重骨丧失：高度和宽度的严重丧失（缺牙时间非常长）。

本章和第6章将阐述骨丧失及其对种植手术的影响。图5-8～图5-12为三维CT扫描的下颌骨（从笔者的患者中选取），与图5-6和图5-7中的标本的骨吸收模式类似。注意图5-9～图5-12中下牙槽神经（IAN）与颊侧骨板之间的距离。取升支骨块的手术之前必须对患者进行CT检查和测量。

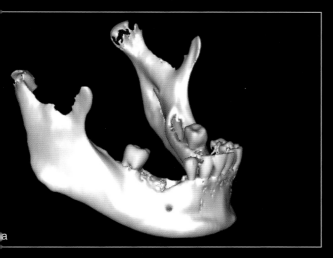
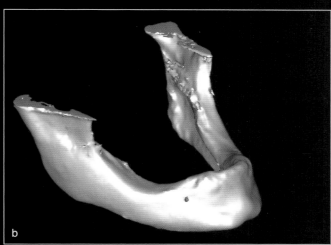
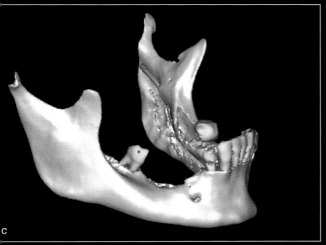
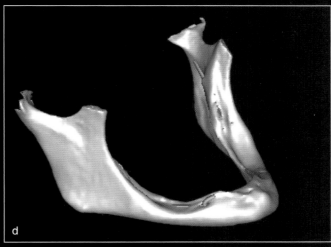

图5-8 CT显示骨吸收的不同阶段。（a）少量或者几乎无吸收。（b）轻度吸收（缺牙时间短）。（c）中度到重度吸收：通常是宽度的严重丧失和高度的轻度丧失（缺牙时间长）。（d）严重骨丧失：高度和宽度的严重丧失（缺牙时间非常长）。

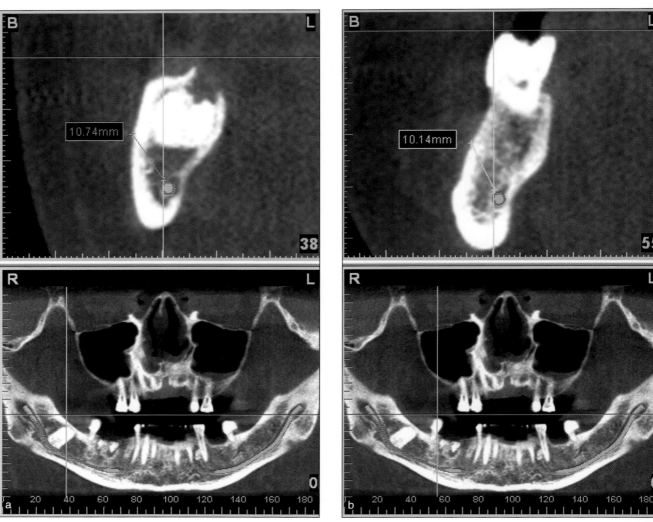

图5-9 下颌骨少量骨吸收，显示了下颌升支基部（a）以及下颌第一磨牙远中（b）的横断面上，下牙槽神经（IAN）与颊侧骨板之间的距离。

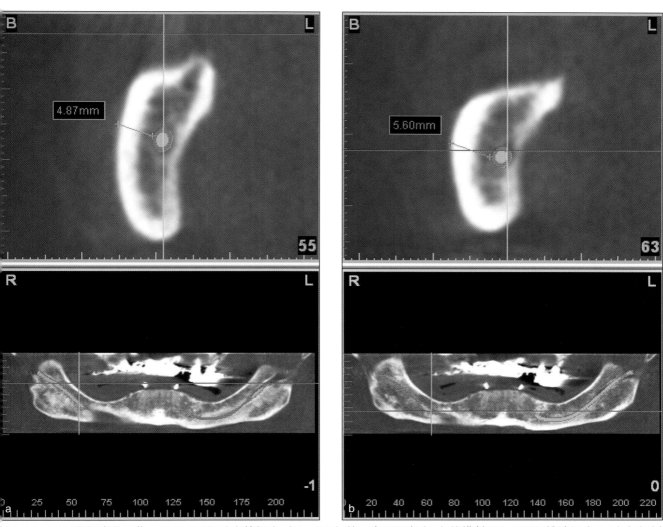

图5-10　下颌骨轻度骨吸收，显示了下颌升支基部（a）以及下颌第一磨牙远中（b）的横断面上，下牙槽神经（IAN）与颊侧骨板之间的距离。

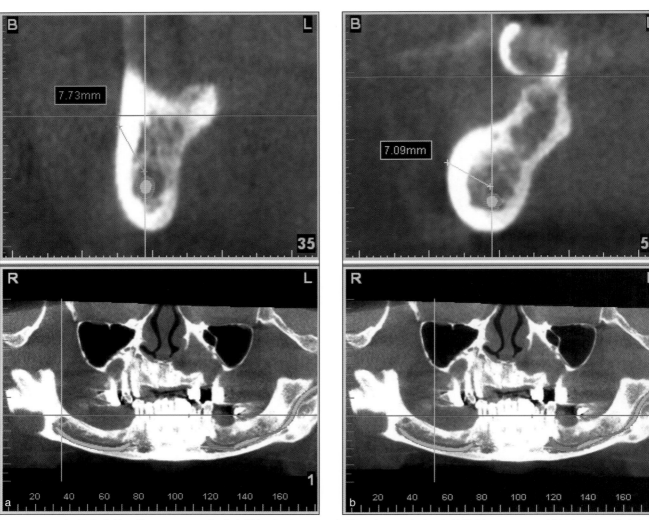

图5-11　下颌骨中度骨吸收，显示了下颌升支基部（a）以及下颌第一磨牙远中（b）的横断面上，下牙槽神经（IAN）与颊侧骨板之间的距离。

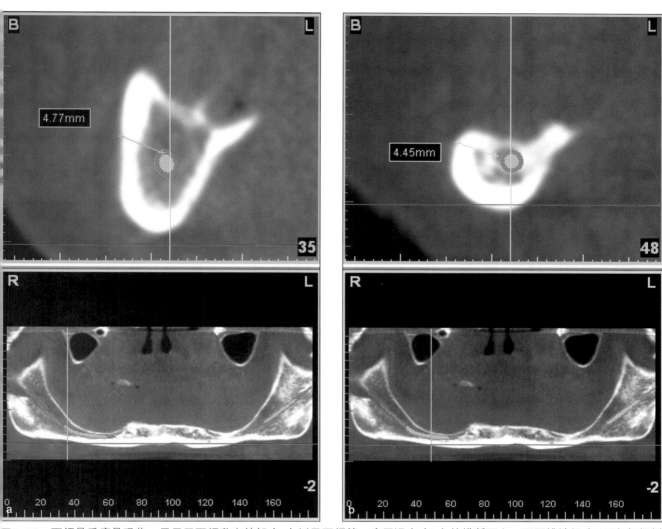

图5-12　下颌骨重度骨吸收，显示了下颌升支基部（a）以及下颌第一磨牙远中（b）的横断面上，下牙槽神经（IAN）与颊侧骨板之间的距离。

舌神经

舌神经为下颌神经的分支。它往近中降至舌根部，位于IAN的内侧[7-8]（图5-13），所以可以通过下颌阻滞麻醉。舌神经支配舌前2/3的感觉（图5-14和图5-15）并且接受来自鼓索（面神经）的味觉纤维[9]。它通常位于牙槽嵴的下方，紧贴下颌舌侧皮质骨的内侧和第三磨牙牙根远中（图5-16）。这个位置覆盖了很薄的一层口腔黏膜，有时临床上可以看到（因此这个区域进行牙科手术有一定风险）。

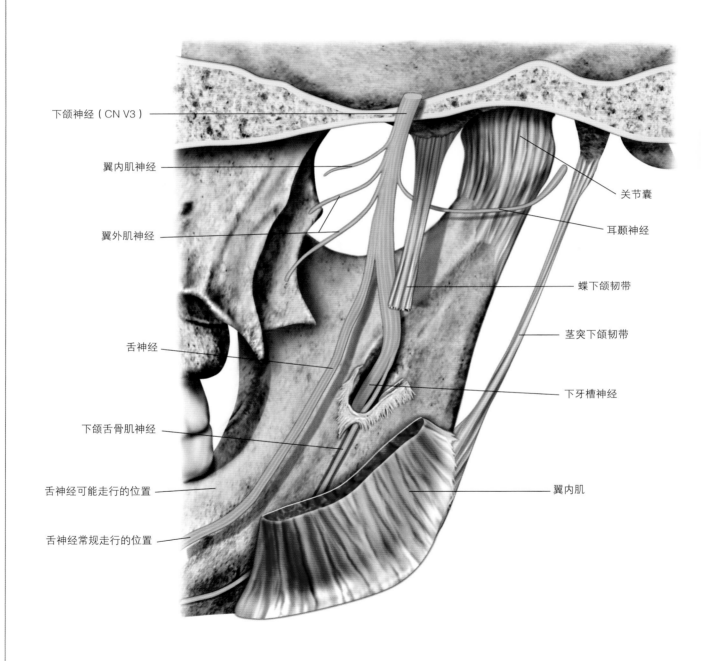

下颌神经（CN V3）

翼内肌神经

翼外肌神经

舌神经

下颌舌骨肌神经

舌神经可能走行的位置

舌神经常规走行的位置

关节囊

耳颞神经

蝶下颌韧带

茎突下颌韧带

下牙槽神经

翼内肌

图5-13　舌神经的常规走行位置以及相对于下颌升支的变异。

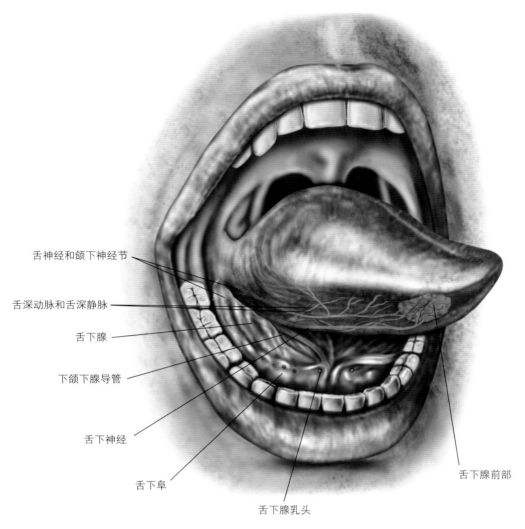

舌神经和颌下神经节

舌深动脉和舌深静脉

舌下腺

下颌下腺导管

舌下神经

舌下阜

舌下腺乳头

舌下腺前部

图5-14　舌神经的走行。舌神经通过下颌下腺导管的下方，从背部侧方走向腹部中央直至舌尖。舌神经和颌下神经节在磨牙远中的位置邻近下颌骨。所以，在拔除最远中的磨牙时可能会损伤这两个结构。舌下腺的副管开口于舌下阜。舌下腺主管和下颌下腺导管流入口底的前部及舌下腺乳头。

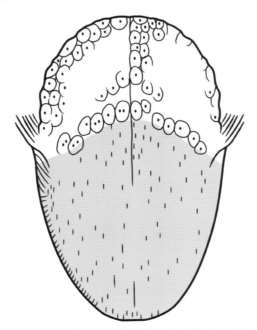

图5-15　舌体前2/3的感觉神经（只有躯体感觉）。涂色的区域由鼓索而来的面神经（第7对）支配。

139

避免舌神经损伤

- 为避免切断舌神经，在磨牙后垫远中的松弛切口应该向颊向倾斜30°，因为磨牙后垫可能有神经分布（图5-19a）
- 下颌后牙区的舌侧翻瓣时应该非常仔细和轻柔
- 不应该做舌侧的松弛切口

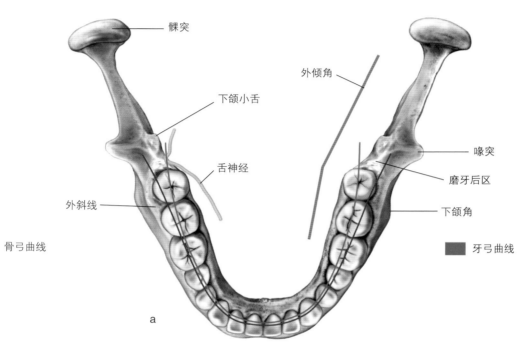

髁突

外倾角

下颌小舌

喙突

舌神经

磨牙后区

外斜线

下颌角

■ 骨弓曲线

■ 牙弓曲线

a

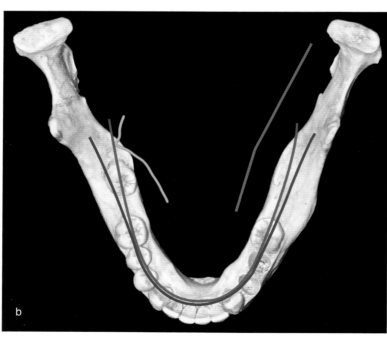

b

图5-16　（a）下颌骨的正面观，展示了从第三磨牙的远中开始，下颌骨外倾的角度，由牙齿和牙槽骨组成两种不同的弓形，以及在牙槽嵴从第三磨牙远中至舌侧骨板，舌神经可能的位置。（b）下颌骨标本的上面观，可见有外倾角、弓形曲线以及舌神经位置有重叠。

图5-17显示了此区域进行第三磨牙拔除或取块状骨时牙槽嵴顶切口适当的位置，以防止舌神经的损伤。

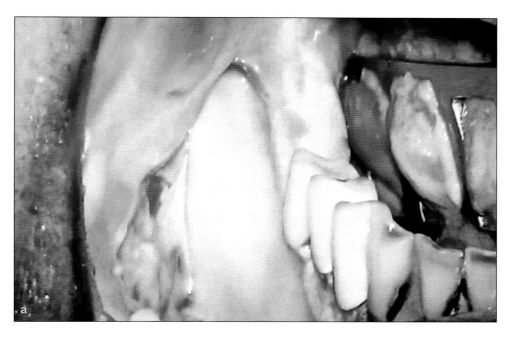

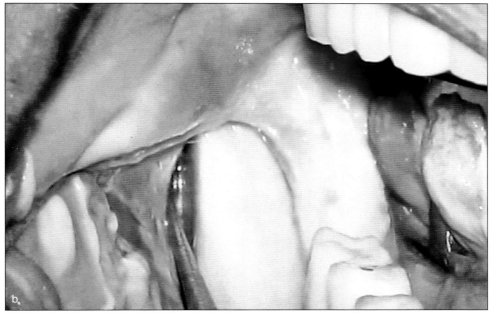

图5-17　（a）在进行第三磨牙拔除或取升支块状骨时，这种合适的牙槽嵴顶切口可暴露牙槽嵴。（b）在颊棚区取升支骨块，这个切口充分显露了术区，而不邻近牙槽嵴的舌侧区域，这样尽可能减少了手术中损伤舌神经的风险。

　　一项磁共振研究中，Miloro等[15]发现有10%的患者舌神经在磨牙后区通过（图5-18）。这样的情况下，翻瓣甚至缝合时牵拉都可能损伤到神经。图5-19显示了显露舌神经的方法。切断舌神经将会使舌麻木，减少下颌下腺的唾液分泌，并且影响患者的味觉。

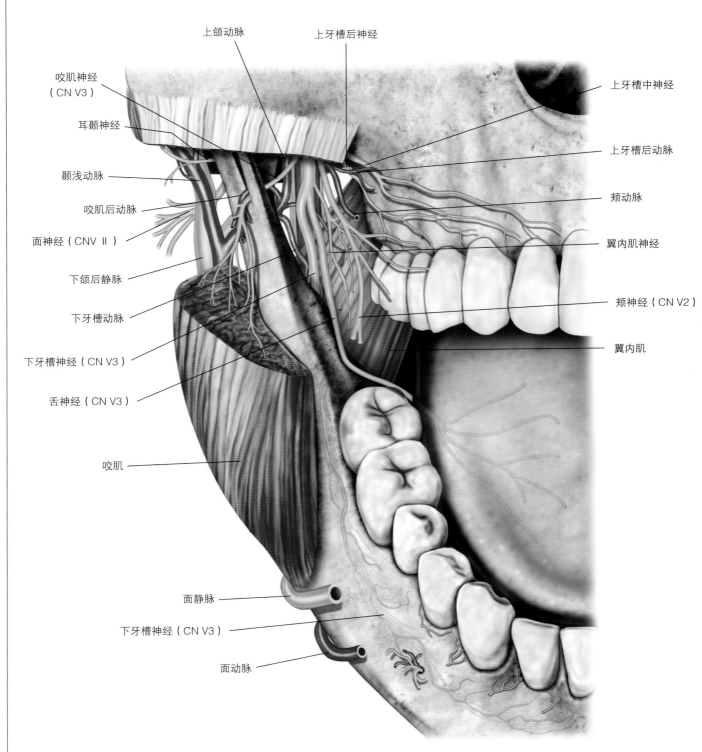

上颌动脉

上牙槽后神经

咬肌神经
（CN V3）

上牙槽中神经

耳颞神经

颞浅动脉

上牙槽后动脉

咬肌后动脉

颊动脉

面神经（CNV Ⅱ）

翼内肌神经

下颌后静脉

颊神经（CN V2）

下牙槽动脉

翼内肌

下牙槽神经（CN V3）

舌神经（CN V3）

咬肌

面静脉

下牙槽神经（CN V3）

面动脉

图5-18　下颌后牙区的前面观，显示了舌神经在磨牙后区可能的位置。

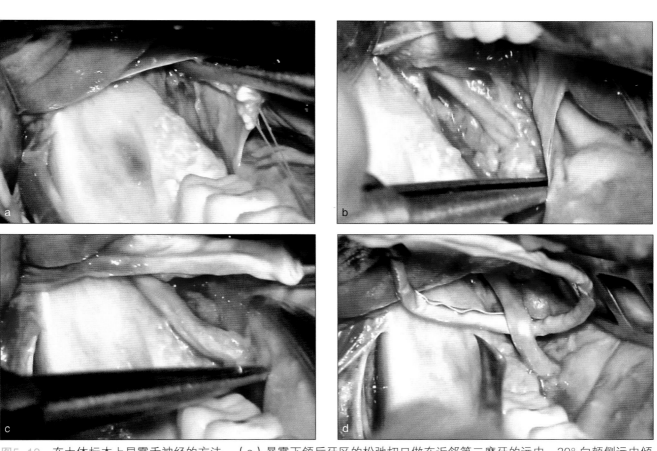

图5-19　在大体标本上显露舌神经的方法。（a）暴露下颌后牙区的松弛切口做在近邻第二磨牙的远中，30°向颊侧远中倾斜。（b和c）可以看到显露的神经。注意不能向骨面压迫神经。（d）暴露完好的舌神经。

下颌管／下牙槽神经

　　下颌神经是三叉神经从三叉神经节发出的第三支（另外两支分别为上颌神经和眼神经）。与上颌神经和眼神经（都是纯感觉神经）不同，下颌神经同时包含了感觉和运动纤维[16]。在经过卵圆孔并发出脑膜支之后，它在颞下窝分成感觉神经（耳颞神经、舌神经、下牙槽神经和颊神经）和支配咀嚼肌的运动神经（咬肌神经、颞深神经和翼神经）（图5-20）。

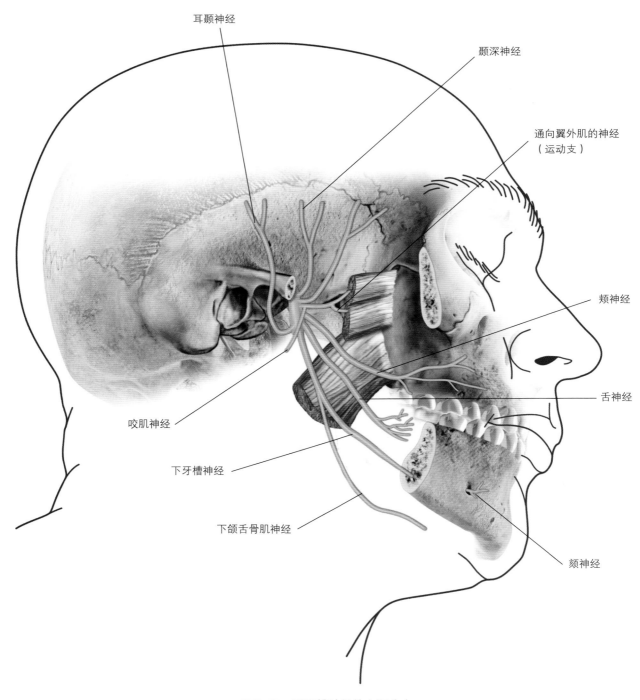

图5-20　下牙槽神经的主要分支。

　　下牙槽神经含有支配下颌舌骨肌、二腹肌前腹的运动纤维以及通过下颌孔进入下颌管的感觉纤维，发出到下颌牙齿的营养支（图5-21）并且出颏孔为颏神经。破坏下牙槽神经会改变其和颏神经所支配区域的感觉。

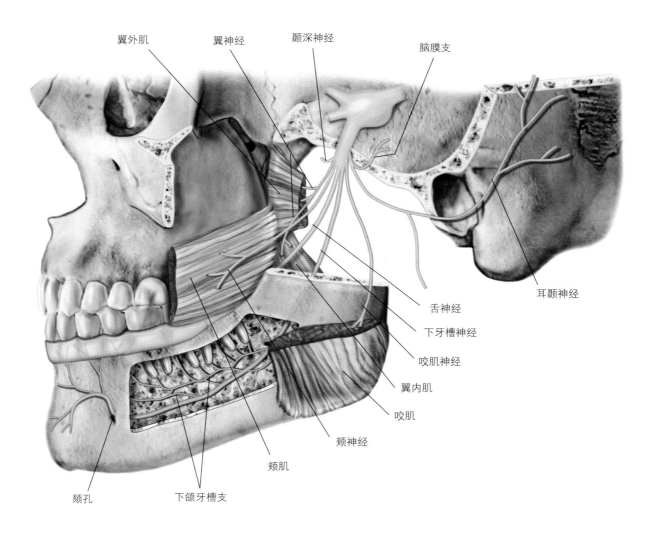

图5-21　下牙槽神经的分支。

在口腔种植手术中的重要性

在种植植入前必须进行CT扫描。下牙槽神经自下颌升支舌侧进入下颌体部,并从颊侧颏孔出下颌骨,大多数下颌骨里,下牙槽神经位于下颌骨下半部分或者接近下颌骨下缘[17-18];然而,有一篇研究下牙槽神经骨内走行的文献综述显示[19],下牙槽神经在下颌骨内的上下和颊舌向位置并不恒定。此外,并不是在下颌管与颏孔之间并不总是能观察到骨管的存在;下颌管常常没有明确的管壁,尤其在接近颏孔的时候,所以在预备种植窝时碰到皮质骨的感觉并不等同于接近下牙槽神经。所以在下牙槽神经上方进行任何种植手术前必须进行CT检查。

还应注意的是,双侧下颌管通常是对称的,但完全一样的很罕见[19]。在下颌骨内可以观察到滋养管和下颌神经的其他分支。可能会跟下牙槽神经混淆或者形成神经丛。

在阻滞麻醉(针刺)、切开(手术刀切割)、翻瓣(牵拉)、种植窝预备(钻针损伤)以及种植体植入(压迫)的过程中都有可能损伤神经。

种植医师必须与患者讨论神经损伤的可能性,并在术前同意书中体现。详细了解相关的解剖结构,仔细研究CT扫描和诊断性蜡型,使用所有可用的工具精确地进行手术(例如,止停器、计算机生成的外科导板),以及小心地处理软组织,有助于减少神经损伤的发生率。

防止下牙槽神经损伤

以下建议可以将下牙槽神经损伤的可能性降低至最小:

- 种植医师应从CT影像上测量牙槽嵴顶至下颌管上缘之间的距离
- 种植体根尖至下颌管上缘应该有 > 2mm的安全距离[20]
- 如果条件允许,应该使用钻针止停器防止过度预备
- 使用计算机生成外科导板(如Surgiguide、SimPlant)可以使手术更加安全和精准
- 大部分种植系统的扩孔钻都比种植体植入深度长0.5 ~ 1.0mm。在重要的解剖结构附近预备种植窝时,种植医师应了解这一情况

下颌下腺窝

下颌后牙区

在下颌后牙区，下颌下腺窝位于第二磨牙区和第三磨牙区，下颌舌骨肌的下方（图5-1）。种植之前应予以考虑和检查，因为有大约1/3的患者这个结构十分明显，在种植窝预备时容易穿通[21-22]。

曲面体层片上无法观察到下颌舌侧的解剖结构[23]（图5-22），并且位于下颌舌骨肌的下方，口内也不可见。扪诊可用来评估舌侧的解剖；但CT是观察下颌舌侧形态最好的方法。

由于口底血管丰富，保障下颌舌侧骨板的完整性非常重要。如果器械（例如钻针）穿通了下颌舌侧骨板可能会引起动脉损伤，导致立即或者延迟出血。这种逐渐加重的舌、舌下、颌下和颏下血肿可能会抬高舌和口底，阻塞气道（见第8章）。因此，种植外科医师必须详细了解该区域动脉解剖以避免这种并发症（见第8章）。

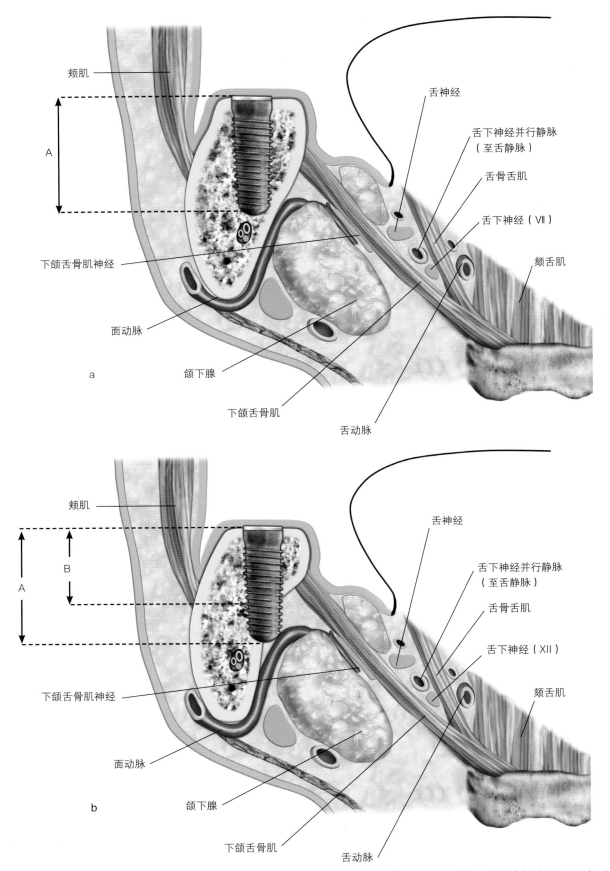

颊肌

舌神经

舌下神经并行静脉
（至舌静脉）

舌骨舌肌

舌下神经（Ⅶ）

颏舌肌

下颌舌骨肌神经

面动脉

颌下腺

下颌舌骨肌

舌动脉

a

颊肌

舌神经

舌下神经并行静脉
（至舌静脉）

舌骨舌肌

舌下神经（ⅩⅡ）

颏舌肌

下颌舌骨肌神经

面动脉

颌下腺

下颌舌骨肌

舌动脉

b

图5-22　第一磨牙后方冠状切面的前面观。全景片上显示的可用骨高度可能与实际的可用骨高度有较大出入。（a）下颌下腺窝不明显，全景X线片上显示的可用高度（A）与实际可用高度一致。（b）有明显的下颌下腺窝，全景X线片上显示的可用距离（A）大于可用的实际垂直距离（B）。因此，在没有CT扫描的情况下进行手术可能导致舌板穿孔和严重血肿，甚至可能危及生命。

图5-23、图5-24分别显示图5-6和图5-7所示的4个下颌骨标本的下颌窝舌侧面和横截面。图5-25显示不同程度吸收的4个下颌骨，其下颌管上方确切的可用骨高度，与下颌下腺窝保持2mm的安全距离。

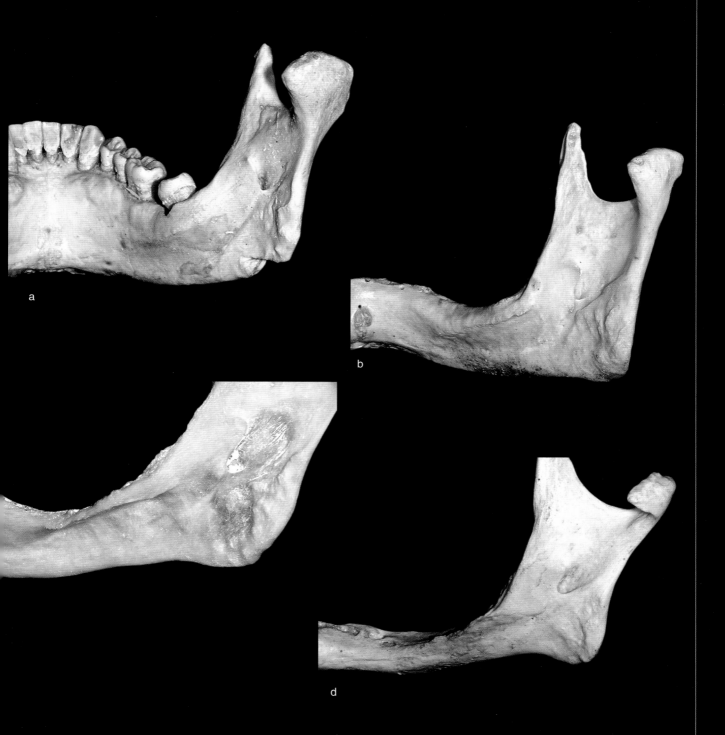

图5-23 4例不同程度骨吸收下颌标本舌侧的下颌下腺窝表现。（a）轻微骨吸收的下颌骨（图5-6a和图5-7a）。（b）轻度骨吸收的下颌骨（图5-6b和图5-7b）。（c）中度至重度骨吸收的下颌骨（图5-6c和图5-7c）。（d）有严重骨吸收的下颌骨（图5-6d和图5-7d）。

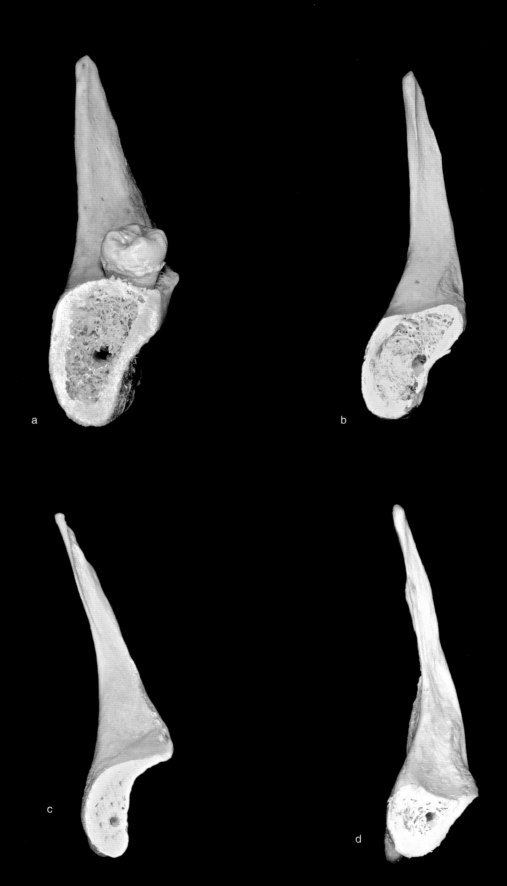

图5-24 4个下颌骨标本的远端截面，显示下颌管和下颌下腺窝。（a）轻微骨吸收的下颌骨（图5-6a和图5-7a）。（b）轻度骨吸收的下颌骨（图5-6b和图5-7b）。（c）中度至重度骨吸收的下颌骨（图5-6c和图5-7c）。（d）有严重骨吸收的下颌骨（图5-6d和图5-7d）。

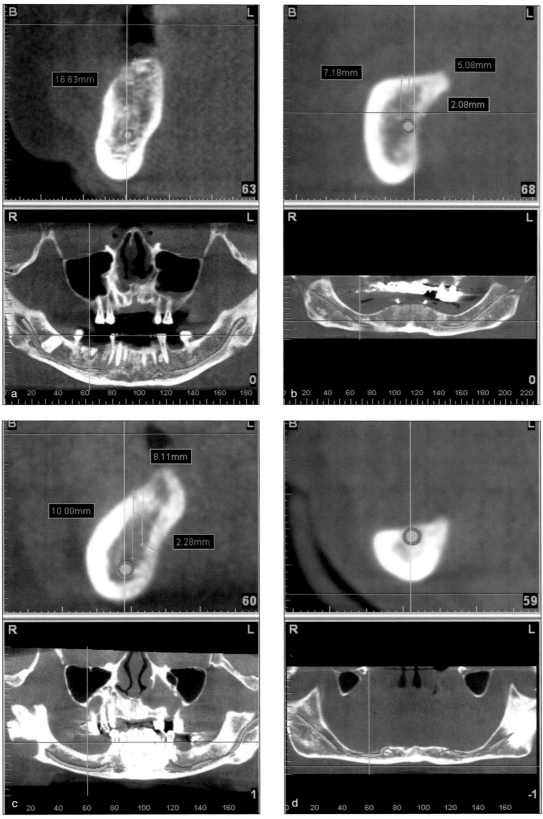

图5-25　IAN上方确切的可用骨高度，与颌下窝之间有2mm的安全距离。（a）下颌骨轻微骨吸收。（b）下颌骨轻度骨吸收。（c）下颌骨中度至重度骨吸收。（d）下颌骨有严重骨吸收，IAN上方骨高度不到1mm，因此无法植入种植体。

下颌后牙区骨量不足

吸收模式与治疗方案

　　笔者对牙槽骨自然吸收模式进行了分类（图5-26）。目前的分类表明，牙齿脱落后，牙槽骨宽度丧失逐渐加重，然后开始高度丧失。但笔者认为，在宽度开始丧失之后，吸收模式具有两种不同的形式：一种是整个牙槽骨的宽度严重丧失，另一种是仅嵴顶1/2的宽度丧失严重而牙槽嵴下1/2仍保有相当宽的牙槽骨。骨吸收模式将决定进行骨增量的方式，因此在CT评估和拟定治疗计划时，了解这两种不同的模式并能够在影像中区分这些模式至关重要。

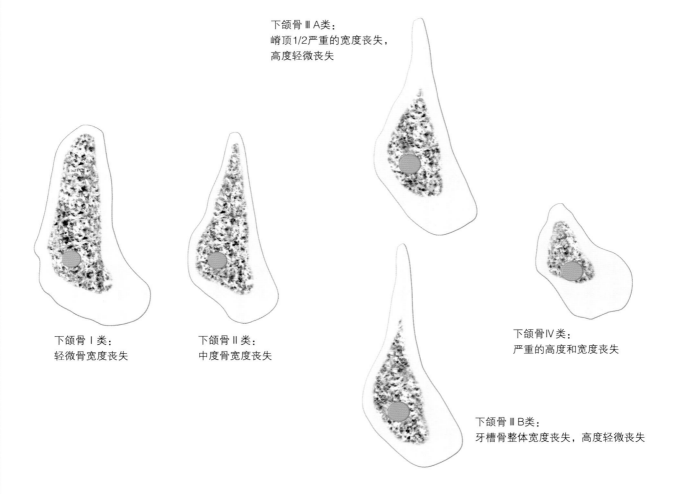

下颌骨ⅢA类：
嵴顶1/2严重的宽度丧失，
高度轻微丧失

下颌骨Ⅰ类：
轻微骨宽度丧失

下颌骨Ⅱ类：
中度骨宽度丧失

下颌骨Ⅳ类：
严重的高度和宽度丧失

下颌骨ⅢB类：
牙槽骨整体宽度丧失，高度轻微丧失

图5-26　下颌后牙区骨吸收的Al-Faraje分类。

下颌牙槽骨缺损的临床治疗方案

在治疗前，必须在CT扫描中确定骨质丧失的模式。

对于Ⅰ类骨吸收，可选择常规颈种植体或宽颈种植体，因为骨丧失在宽度和高度上都是很轻微（近期的牙齿缺失）。

Ⅱ类骨吸收，不需要进行同期骨移植即可植入种植体；然而，术者可以选择窄颈-窄径的种植体以保障种植体的颊舌侧有充足的骨量（对于种植体的长期成功而言，所有的骨厚度都在1~1.5mm之间是非常重要的）。

ⅢA类骨吸收，如果牙槽嵴太薄，术者应对嵴顶进行少量修整，然后使用带蒂三明治成形术对牙槽嵴进行骨增量，最后延期植入种植体（图5-27~图5-30）。也可能考虑植入种植体同期引导骨再生（如果剩余牙槽嵴足够容纳种植体和骨移植材料）或移植块状骨并延迟植入种植体（图5-31和图5-32）。如何在这3项技术中进行选择取决于的ⅢA类吸收程度、位置（前牙区或后牙区），以及术者的经验水平。本书中不再赘述这些详细过程，但是在以后的章节中对这些技术有简要概述，以便读者了解骨量不足区域牙槽嵴增量的可选方案。

对于ⅢB类骨吸收，由于牙槽嵴广泛的宽度丧失，无法使用骨劈开技术，并且受区牙槽嵴太窄的话，块状骨移植也有很大难度。因此笔者建议使用钛网和重组人骨形态发生蛋白-2/可吸收明胶海绵（rhBMP-2/ACS）进行引导骨再生。

对于Ⅳ类骨吸收，有5种可用的垂直骨增量方案：（1）使用骨移植材料和膜的引导骨再生技术；（2）神经移位术（图5-33和图5-34）；（3）块状骨移植术；（4）牵张成骨术；（5）夹层骨移植术（图5-35）。选用哪种技术取决于Ⅳ类吸收的严重程度、位置（前牙或后牙区）和术者的经验水平。

ⅢA类下颌牙槽嵴缺损的骨增量程序

带蒂三明治成形技术用于牙槽嵴骨劈开

与上颌骨不同，下颌骨骨密度高，皮质骨厚。因此不推荐牙槽嵴骨劈开技术，因为这种技术方法会造成颊侧骨板断裂（图5-27）。在此，推荐改良的分阶段采取带蒂三明治成形技术用于水平牙槽骨劈开[24-25]。

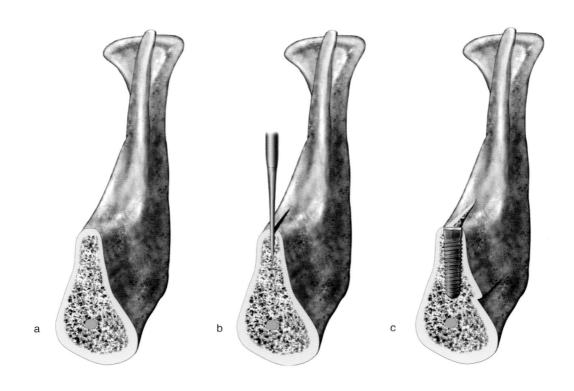

图5-27 （a~c）上颌骨具有弹性可使用骨劈开技术，对于骨质更密的下颌骨，骨劈开凿可能会引起骨折。

方法如下：翻全厚瓣后，用超声骨刀的切割工作尖做4个切口（图5-28a）。切口应具有足够的深度到达松质骨层，并且连接在一起。然后缝合黏骨膜瓣（图5-28b），最少观察28天之后才能进行第二阶段（图5-28c）。不推荐在一阶段手术时植入种植体，因为骨的血供来自骨膜，一阶段手术翻全层瓣会影响血供，种植体植入时局部骨块是活动的，可能导致坏死。

28天之后，再次翻开全厚瓣，但局限于牙槽嵴顶（图5-28d和图5-29a）以避免破坏恢复的血供，并利于该骨段进行垂直截骨术。先锋钻预备之后（图5-28e和图5-29b），通过一个组合的凿子和旋转骨凿实施"骨劈开"（图5-29c），植入种植体（图5-28f）。间隙内填入自体骨颗粒或异种材料（如Bio-Oss，Geistlich）（图5-29d）。无张力关闭创口。4~6个月后骨将愈合，种植体可进行修复操作（图5-29e）。图5-30展示了临床程序。

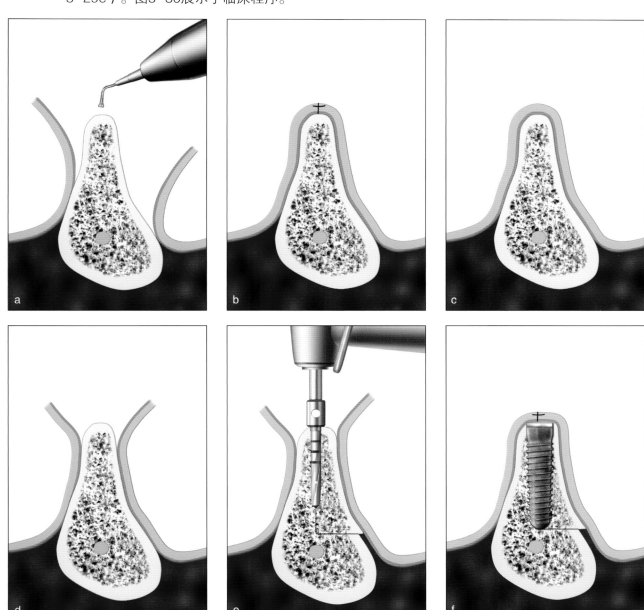

图5-28　使用带蒂三明治成形技术的牙槽嵴劈开手术的截面图。（a）翻全厚瓣，用超声骨刀切割做4个切口。（b）缝合黏骨膜瓣。（c）观察28天。（d）重新翻瓣，但限于嵴顶区域。（e）先锋钻预备种植窝。（f）用骨凿进一步扩大种植窝，植入种植体。

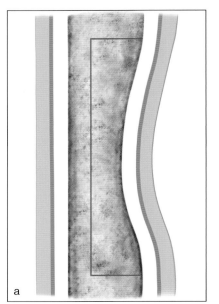 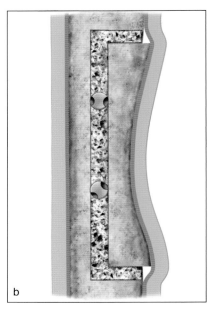 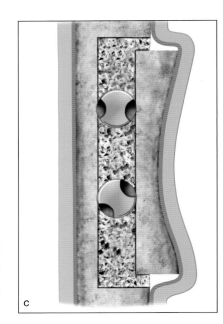

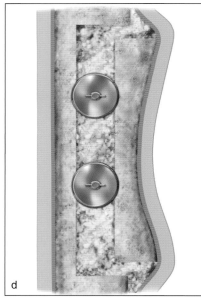 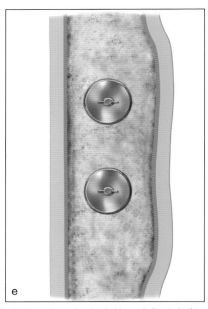

图5-29　（a～e）使用带蒂三明治成形技术的牙槽嵴劈开手术的上面观。（a）在第一阶段手术中，翻全厚瓣，做4个相连的皮质骨切口，缝合黏骨膜瓣。等待至少28天的愈合期，使骨膜层重新生长到骨表面。（b）第二阶段手术时，翻瓣范围限于牙槽嵴顶，先锋钻预备种植窝。（c）用骨凿扩大种植窝。（d）植入种植体，将同种异体或异种骨移植物填入种植体之间的间隙内。（e）在骨愈合后（4～6个月），修复植入的种植体。

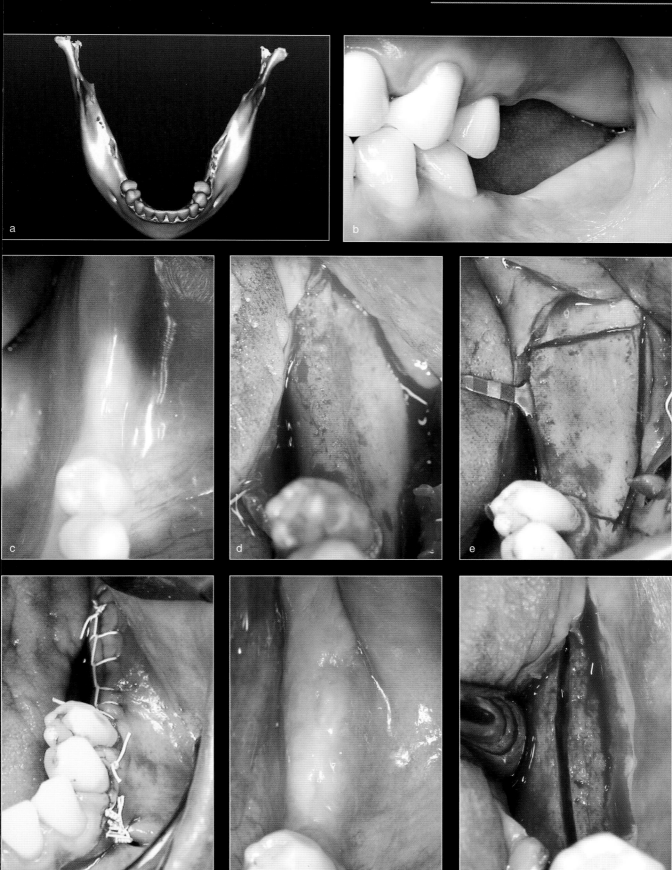

图5-30 （a）术前CT扫描。（b）术前临床评估。（c和d）翻全厚瓣显露牙槽嵴宽度和形态走行。（e）做4个骨切口。（f）缝合黏骨膜瓣。（g）创口无炎症愈合。（h）第二阶段手术翻局限于牙槽嵴顶的全厚瓣，特别是在颊侧。

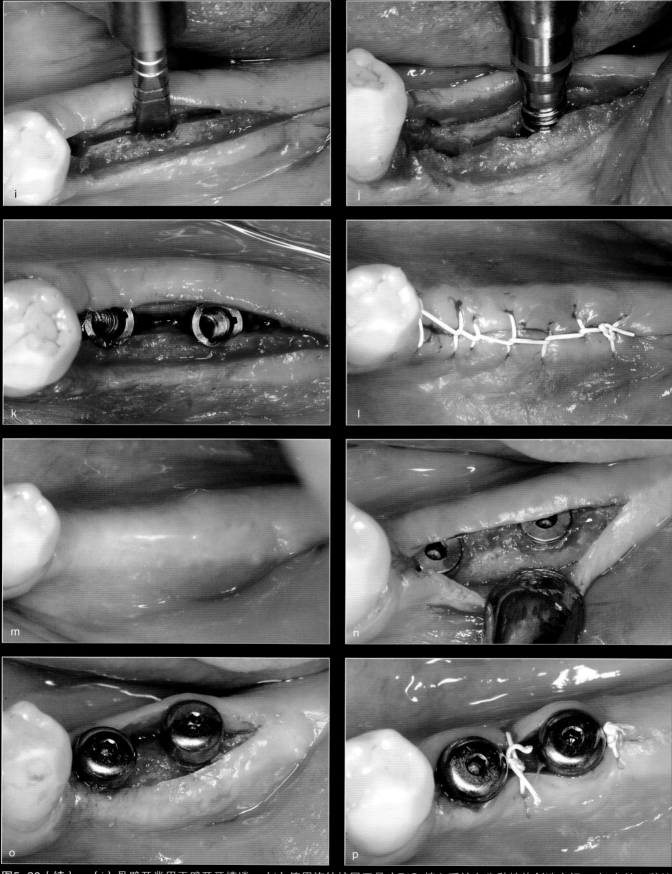

图5-30（续） （i）骨劈开凿用于劈开牙槽嵴。（j）使用旋转扩展工具（DIO 植入系统）为种植体创造空间。（k）植入种植体。（l）用异种移植物材料（Bio-Oss）填塞种植体之间的间隙，缝合。（m）正常愈合。（n~p）第二阶段手术后4个月安装愈合基台。

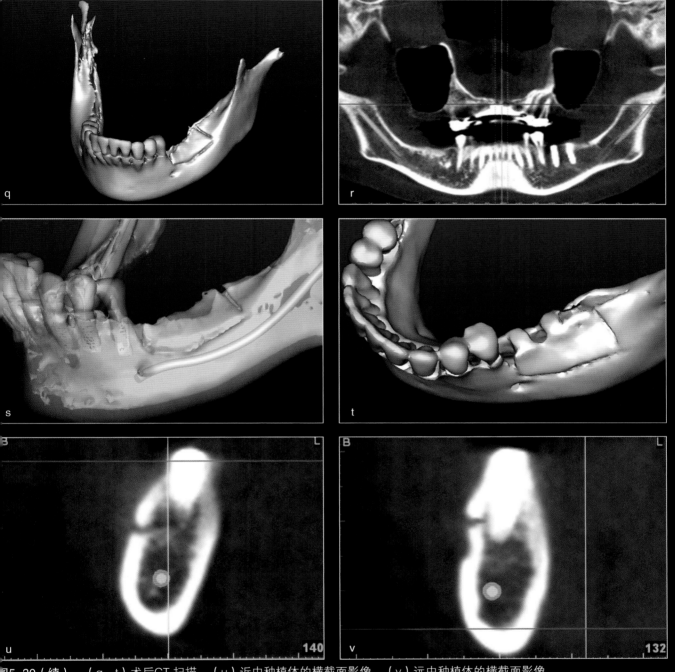

图5-30（续） （q~t）术后CT扫描。（u）近中种植体的横截面影像。（v）远中种植体的横截面影像。

块状骨移植

使用块状骨移植进行牙槽嵴的宽度扩增是一项可靠的方法（图5-31）。如果单独使用颗粒状骨移植物和膜，在软组织或者可摘临时义齿的压迫下，骨增量区域可能会塌陷，因此块状骨移植更加可靠。然而，这项方法需要对适应证进行适当的筛选，并且必须达到初期关闭，以及其他很多因素以达到成功的结果。

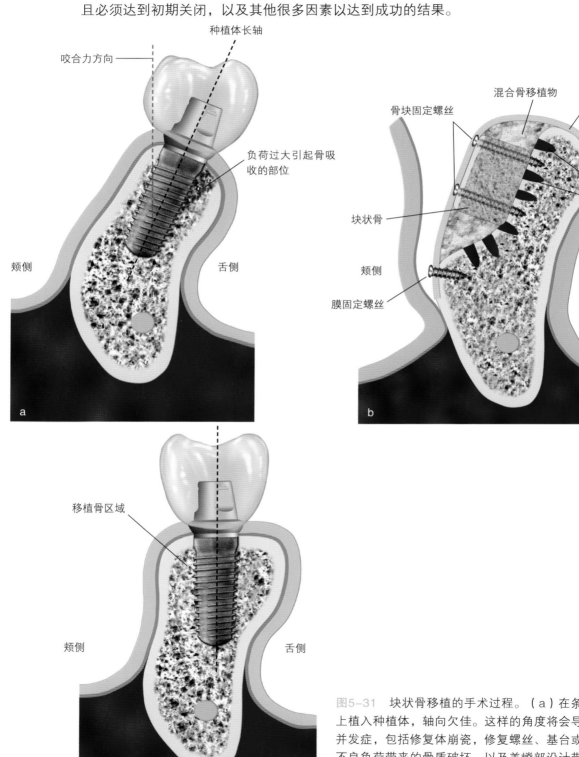

图5-31 块状骨移植的手术过程。（a）在条件欠佳的牙槽嵴上植入种植体，轴向欠佳。这样的角度将会导致许多生物机械并发症，包括修复体崩瓷，修复螺丝、基台或者种植体折断；不良负荷带来的骨质破坏，以及盖嵴部设计带来的卫生维护困难。（b和c）正确的方式是延迟种植体植入，在该区域进行骨增量恢复其形态使得种植体可以具有理想的唇颊向角度。

　　临床程序如下：翻起全厚瓣，用牙槽嵴修整钻将受区的颊侧骨板去皮质骨（图5-32a～图5-32d）。修整骨块形态以适于受区位点，并用2枚螺钉固定（图5-32e）。如果需要的话，在骨块周围用其他骨移植材料（自体骨或者Bio-Oss颗粒）进行骨增量程序（图5-32f），将该区域用可吸收膜覆盖（Bio-Gide, Geistlich）（图5-32g）并无张力缝合。在种植体植入之前需要4个月的愈合时间（图5-32h）。

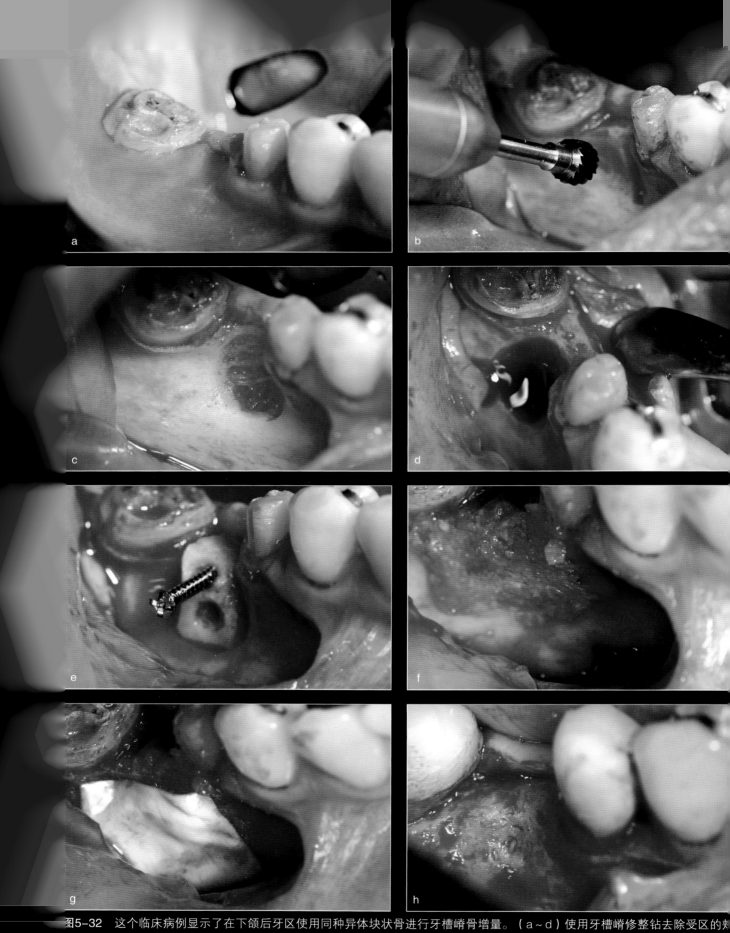

图5-32 这个临床病例显示了在下颌后牙区使用同种异体块状骨进行牙槽嵴骨增量。（a~d）使用牙槽嵴修整钻去除受区的颊侧骨皮质。（e）尽量精细修整骨块使其与受区形态贴合。（f）在骨块周围放置颗粒状同种异体骨。（g）使用可吸收膜（Bio-Gide）覆盖此区域，并无张力缝合。（h）4个月的愈合期之后，骨移植区域有新骨形成，有充分的三维骨量以供种植。

IV类下颌牙槽嵴缺损的骨增量程序

IAN移位术和颏神经移位术

Jensen和Nock[26]首先描述了下颌后牙区IAN移位术联合牙种植的术式。他们使用大圆钻在颏孔远中的下颌皮质骨板上磨出一个管腔，以容纳移位的IAN。之后又几经修改[27-31]。

该临床程序如下：经过仔细的CT扫描评估，确认在IAN移位后可获得充足的牙槽骨量以保障种植体的植入和稳定。首先翻全厚瓣暴露颊侧骨壁。然后从侧面磨除骨壁，钝性分离神经（图5-33），植入种植体，放置骨移植材料和可吸收膜覆盖种植体的颊侧面。

已有研究报告显示了IAN移位术后的并发症[32]。Davis等[33]调查了22位实施IAN移位术的医师，他们的190例患者中有9例感觉到了不舒适的烧灼感和触物痛感。Friberg等[28]对10例患者进行了长达7个月的评估，发现其中30%有感觉减退或感觉异常。Rosenquist等[30]指出，手术18个月后，100位患者中有6位感觉减退或完全消失。Jensen等[31]研究报告中有10%的患者有神经感觉障碍的迹象。Haers和Sailer[34]报道术后12个月时，76.5%的患者有轻度感觉异常。Kan等[35]报道术后41.3个月时，神经感觉障碍的发生率为52.4%。尽管大多数感觉异常的病例都是暂时的[27,35]，但应该在制订计划期间考虑并向患者解释有关感觉障碍的风险。

颏神经移位术的临床程序与IAN移位术相似（图5-34）；由于将颏神经及其前牙分支移位之前，需要锐性切断切牙神经（图5-34i），因此在颏孔近中不应有牙齿。否则无法进行移位。如果不先切断切牙神经而强行将颏神经移位将使其受到损伤。而切断切牙神经后颏孔近中牙根的感觉将永久消失，因此近中没有牙齿非常重要。

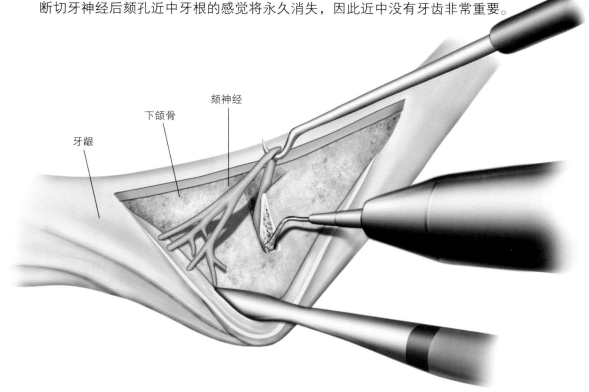

颏神经

下颌骨

牙龈

图5-33　颏神经移位术。首先暴露颏神经，使用超声骨刀仔细去除其周围的骨质。

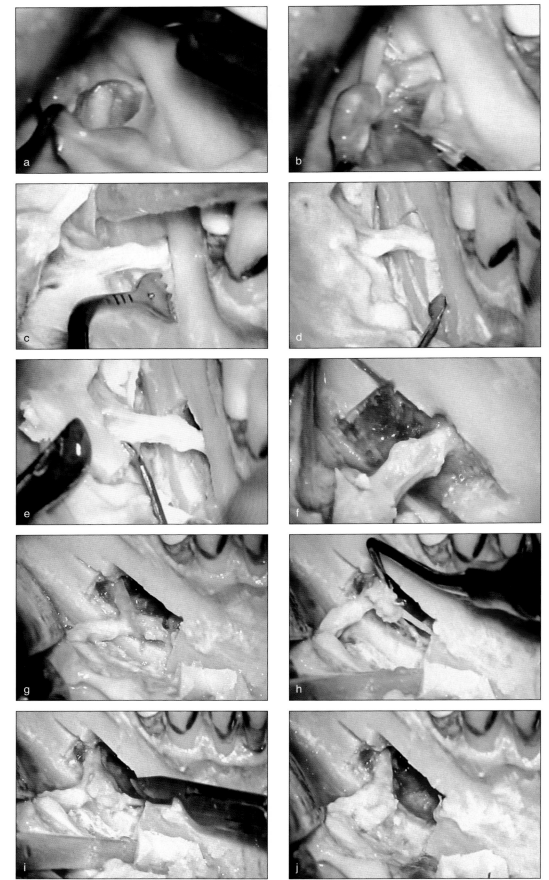

图5-34　在人体标本上进行的IAN移位术和颏神经移位术。（a和b）翻全厚瓣，小心切割骨膜以暴露颏神经。（c~f）使用超声骨刀在颏孔附近切割和移除块状骨，暴露颏神经前袢和切牙神经，在颏孔远中留出空间来处理IAN。（g和h）颏神经前牙分支。（i）已切断切牙神经，并移除所有小的神经纤维。（j）清理术区为IAN移位术和颏神经移位术做准备。如果需要，可以在远中做一个侧方骨窗。

夹层骨移植术

使用三明治技术进行牙槽嵴垂直骨增量是一项可预期的手术方案[36-42]。这项方案的目的是将截骨块在原有水平上抬高，使用钛板将其固定，并将间隙内充填骨移植材料。

手术程序如下：CT检查之后确认IAN以上最少有5mm的可用骨高度（图5-35a），首先在牙槽嵴以下2~3mm做一个前庭沟切口（图5-35b）（注意保留牙槽嵴上方以及舌侧的骨膜完整，以保证移动骨块的血供；也就是说舌侧不能翻瓣）。需要时做垂直松弛切口，翻全厚瓣。然后使用超声骨刀的切割头，在下颌管的上方做水平向的切割，尽量少地翻起骨膜做2个垂直切口（图5-35b）。一定不能伤及舌侧黏骨膜，可以将一个手指放在舌侧黏膜上以感受切割头的位置。当骨块可以完全游离出来时，用钛钉将钛板固定于骨块，抬高骨块并使其在舌侧的黏膜尽量规整，使用更多的钛钉将钛板的另一侧固定在剩余的下颌骨上，在间隙中植入同种异体移植材料（图5-35c）。初期无张力关闭创口，结束一阶段手术（图5-35d）。3~4个月的愈合期之后，移除钛板，常规植入种植体（图5-35e）。

这项手术方案的并发症包括感觉神经损伤的风险、移植物骨结合不良以及未达到所需的骨高度。

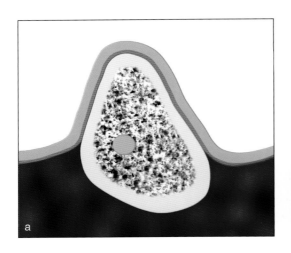

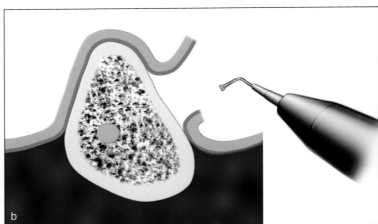

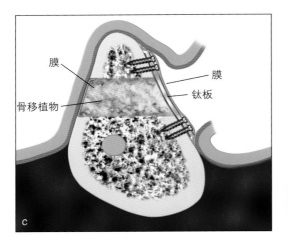

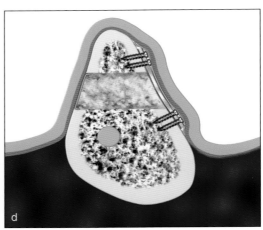

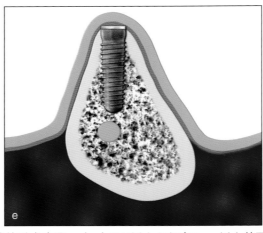

图5-35　下颌后牙区夹层骨移植的手术步骤。（a）IAN以上必须有5mm以上的可用骨高度。（b）翻全厚瓣，使用超声骨刀切割头在下颌管以上做一个水平切口以及2个垂直切口使骨块能够移动。（c）将钛板固定在可移动的骨块上，将骨块抬起并使其形态规整。用更多的钛钉将骨块固定在剩余的下颌骨上，在该位点植入同种异体骨。（d）初期关闭创口。（e）愈合3~4个月之后，取出钛板植入种植体。

参考文献

[1] Leong DJ, Li J, Moreno I, Wang HL. Distance between external cortical bone and mandibular canal for harvesting ramus graft: A human cadaver study. J Periodontol 2010;81:239–243.

[2] Hwang KG, Shim KS, Yang SM, Park CJ. Partial-thickness cortical bone graft from the mandibular ramus: A non-invasive harvesting technique. J Periodontol 2008;79:941–944.

[3] Misch CM. Distance between external cortical bone and mandibular canal for harvesting ramus graft: A human cadaver study. J Periodontol 2010;81:1103–1104.

[4] Aalam AA, Nowzari H. Mandibular cortical bone grafts part 1: Anatomy, healing process, and influencing factors. Compend Contin Educ Dent 2007;28:206–212.

[5] Nowzari H, Aalam AA. Mandibular cortical bone graft part 2: Surgical technique, applications, and morbidity. Compend Contin Educ Dent 2007;28:274–280.

[6] Clavero J, Lundgren S. Ramus or chin grafts for maxillary sinus inlay and local onlay augmentation: Comparison of donor site morbidity and complications. Clin Implant Dent Relat Res 2003;5:154–160.

[7] Fehrenbach M, Herring S. Illustrated Anatomy of the Head and Neck. Philadelphia: W. B. Saunders, 1996:205–206.

[8] Balaji T, Sharmila Saran R, Vaithianathan G, Aruna S. Variations in the posterior division branches of the mandibular nerve in human cadavers. Singapore Med J 2013;54:149–151.

[9] Hall-Craggs ECB. Anatomy as a Basis for Clinical Medicine. Munich: Urban & Schwarzenberg, 1985:546–547.

[10] Greenstein G, Cavallaro J, Romanos G, Tarnow D. Clinical recomm-endations for avoiding and managing surgical complications associated with implant dentistry: A review. J Periodontol 2008;79:1317–1329.

[11] Meyer RA, Bagheri SC. Lingual nerve repair. J Oral Maxillofac Surg 2013;71:830.

[12] Elfring TT, Boliek CA, Seikaly H, Harris J, Rieger JM. Sensory outcomes of the anterior tongue after lingual nerve repair in oropharyngeal cancer. J Oral Rehabil 2012;39:170–181.

[13] Hillerup S, Hjørting-Hansen E, Reumert T. Repair of the lingual nerve after iatrogenic injury: A follow-up study of return of sensation and taste. J Oral Maxillofac Surg 1994;52:1028–1031.

[14] Robinson PP, Smith KG. A study on the efficacy of late lingual nerve repair. Br J Oral Maxillofac Surg 1996;34:96–103.

[15] Miloro M, Halkias LE, Slone HW, Chakeres DW. Assessment of the lingual nerve in the third molar region using magnetic resonance imaging. J Oral Maxillofac Surg 1997;55:134–137.

[16] Guyton AC. Anatomy & Physiology. New York: CBS College Publishing, 1985:264–266.

[17] Anderson LC, Kosinski TF, Mentag PJ. A review of the intraosseous course of the nerves of the mandible. J Oral Implantol 1991;17:394–403.

[18] Kieser J, Kieser D, Hauman T. The course and distribution of the inferior alveolar nerve in the edentulous mandible. J Craniofac Surg 2005;16:6–9.

[19] Kieser JA, Paulin M, Law B. Intrabony course of the inferior alveolar nerve in the edentulous mandible. Clin Anat 2004;17:107–111.

[20] Worthington P. Injury to the inferior alveolar nerve during implant placement: A formula for protection of the patient and clinician. Int J Oral Maxillofac Implants 2004;19:731–734.

[21] Parnia F, Fard EM, Mahboub F, Hafezeqoran A, Gavgani FE. Tomographic volume evaluation of submandibular fossa in patients requiring dental implants. Oral Surg Oral Med Oral Pathol Oral Radiol Endod 2010;109:e32–e36.

[22] Chan HL, Benavides E, Yeh CY, Fu JH, Rudek IE, Wang HL. Risk assessment of lingual plate perforation in posterior mandibular region: A virtual implant placement study using cone-beam computed tomography. J Periodontol 2011;82:129–135.

[23] Thunthy KH, Yeadon WR, Nasr HF. An illustrative study of the role of tomograms for the placement of dental implants. J Oral Implantol 2003;29:91–95.

[24] Ewers R, Fock N, Millesi-Schobel G, Enislidis G. Pedicled sandwich plasty: A variation on alveolar distraction for vertical augmentation of the atrophic mandible. Br J Oral Maxillofac Surg 2004;42:445–447.

[25] Garcia AG, Somoza-Martin M, Martins D. Algipore sandwiches or alveolar distraction? Re: Ewers R, Fock N, Millesi-Schobel G, Enislidis G. Pedicled sandwich plasty: A variation on alveolar distraction for vertical augmentation of the atrophic mandible. Br J Oral Maxillofac Surg 2004;42:445–447. Br J Oral Maxillofac Surg 2005;43:438.

[26] Jensen O, Nock D. Inferior alveolar nerve repositioning in conjunction with placement of osseointegrated implants. A case report. Oral Surg Oral Med Oral Pathol Oral Radiol Endod 1987;63:263–268.

[27] Rosenquist B. Fixture placement posterior to the mental foramen with transposing of the inferior alveolar nerve. Int J Oral Maxillofac Implants 1991;7:45–50.

[28] Friberg B, Ivanoff CJ, Lekholm U. Inferior alveolar nerve transposing in combination with Brånemark implant treatment. Int J Periodontics Restorative Dent 1992;12:440–449.

[29] Smiler DG. Repositioning the inferior alveolar nerve for placement of endosseous implants: Technique note. Int J Oral Maxillofac Implants 1993;8:145–150.

[30] Rosenquist B. Implant placement in combination with nerve transposing: Experience with the first 100 cases. Int J Oral Maxillofac Implants 1994;9:522–531.

[31] Jensen J, Reiche-Fischel O, Sindet-Petersen S. Nerve transposing and implant placement in the atrophic posterior mandibular alveolar ridge. J Oral Maxillofac Surg 1994;52:662–668.

[32] Krough PH, Worthington P, Davis WH, Keller EE. Does the risk of complication make transposing the inferior alveolar nerve in conjunction with implant placement a "last resort" surgical procedure? Int J Oral Maxillofac Implants 1994;9:249–254.

[33] Davis H, Rydevik B, Lundborg G, Danielsen N, Hausamen JE, Neukam F. Mobilization of the inferior alveolar nerve to allow placement of osseointegratable fixtures. In: Worthington P, Brånemark P-I (eds). Advanced Osseointegration Surgery: Applications in the Maxillofacial Region. Chicago: Quintessence, 1992:129–144.

[34] Haers PE, Sailer HF. Neurosensory function after lateralization of the inferior alveolar nerve and simultaneous insertion of implants. Oral Maxillofac Surg Clin North Am 1994;7:707–716.

[35] Kan JYK, Lozada JL, Goodacre CJ, Davis WH, Hanisch O. Endosseous implant placement in conjunction with inferior alveolar nerve transposing: An evaluation of neurosensory disturbance. Int J Oral Maxillofac Implants 1997;12:463–471.

[36] Block MS, Haggerty CJ. Interpositional osteotomy for posterior mandible ridge augmentation. J Oral Maxillofac Surg 2009;67(11 suppl):31–39.

[37] Moloney F, Tideman H, Stoelinga PJ, de Koomen HA. Interpositional bone-grafting of the atrophic edentulous mandible. A review. Aust Dent J 1985;30:211–219.

[38] Moon JW, Choi BJ, Lee WH, An KM, Sohn DS. Reconstruction of atrophic anterior mandible using piezoelectric sandwich osteotomy: A case report. Implant Dent 2009;18:195–202.

[39] Sohn DS, Shin HI, Ahn MR, Lee JS. Piezoelectric vertical bone augmentation using the sandwich technique in an atrophic mandible and histomorphometric analysis of mineral allografts: A case report series. Int J Periodontics Restorative Dent 2010;30:383–391.

[40] Choi BH, Lee SH, Huh JY, Han SG. Use of the sandwich osteotomy plus an interpositional allograft for vertical augmentation of the alveolar ridge. J Craniomaxillofac Surg 2004;32:51–54.

[41] González-García A, Diniz-Freitas M, Somoza-Martín M, García-García A. Piezoelectric and conventional osteotomy in alveolar distraction osteogenesis in a series of 17 patients. Int J Oral Maxillofac Implants 2008;23:891–896.

[42] Yeung R. Surgical management of the partially edentulous atrophic mandibular ridge using a modified sandwich osteotomy: A case report. Int J Oral Maxillofac Implants 2005;20:799–803.

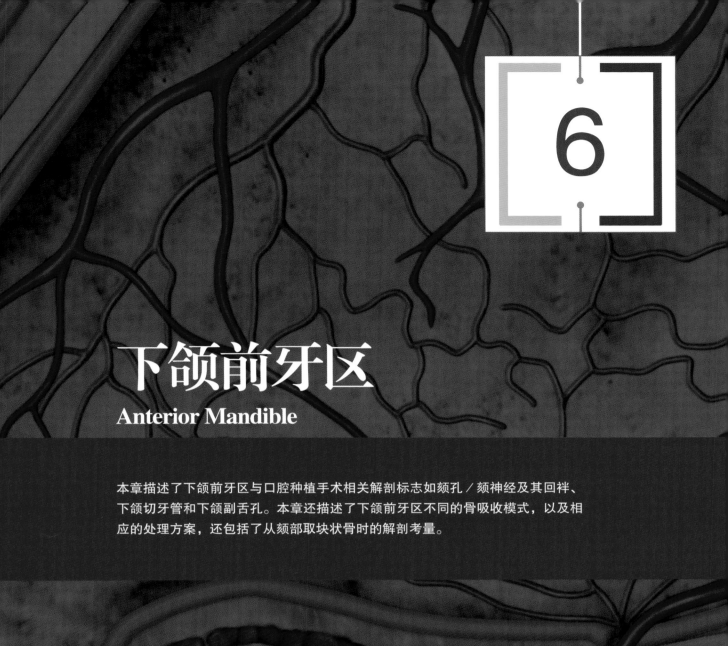

下颌前牙区

Anterior Mandible

本章描述了下颌前牙区与口腔种植手术相关解剖标志如颏孔／颏神经及其回袢、下颌切牙管和下颌副舌孔。本章还描述了下颌前牙区不同的骨吸收模式，以及相应的处理方案，还包括了从颏部取块状骨时的解剖考量。

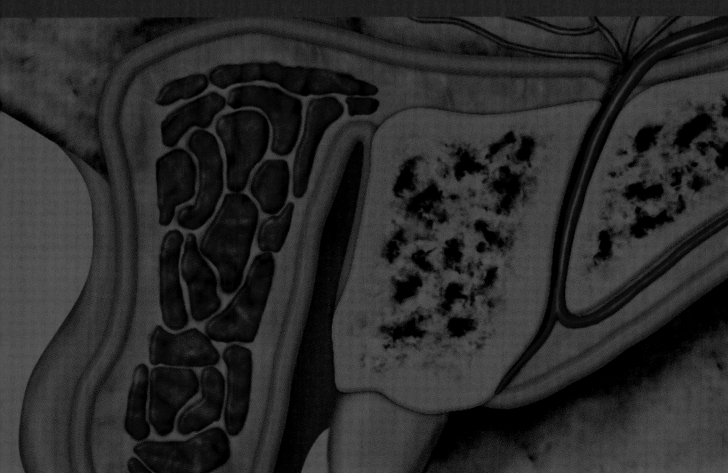

颏孔/颏神经及其回祥

颏神经

颏神经自颏孔穿出下颌体部，颏孔通常位于第一前磨牙和第二前磨牙的根尖处。它支配颏部、下唇、下颌前牙区的唇黏膜，以及下颌体部外部的皮肤（图6-1和图6-2）。

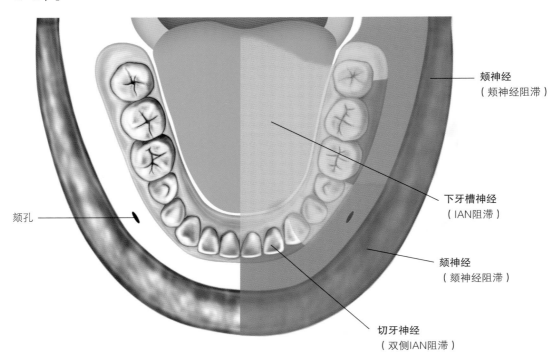

颏孔

颊神经
（颊神经阻滞）

下牙槽神经
（IAN阻滞）

颏神经
（颏神经阻滞）

切牙神经
（双侧IAN阻滞）

图6-1 下颌的神经支配以及相应的麻醉方式。

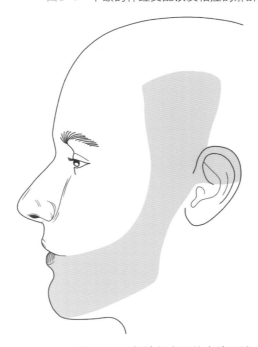

图6-2 下颌神经支配的皮肤区域。

以下是避免颏神经损伤的要点。

位置

由于下牙槽神经（IAN）接近颏孔时通常是向上走行的，从牙槽嵴顶到颏孔的距离可以用来作为可用骨高度而不会有手术风险（图6-3）。即使种植体植入位置接近颏孔上缘，也是位于其舌侧（图6-4和图6-5）。

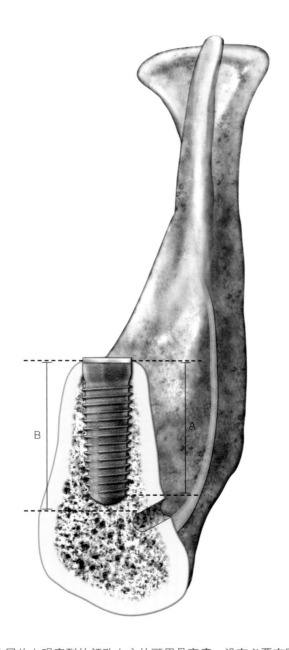

图6-3　距离A是曲面体层片上观察到的颏孔上方的可用骨高度。没有必要在距离A上再留出2mm的安全距离，这是因为种植体植入位于牙槽骨的中央而不是颊侧壁；即使种植体植入部分达到距离A的全长，种植体距离IAN也将有2mm左右。距离B是与颏神经真实的距离，它比距离A更长（通常长2~5mm）。

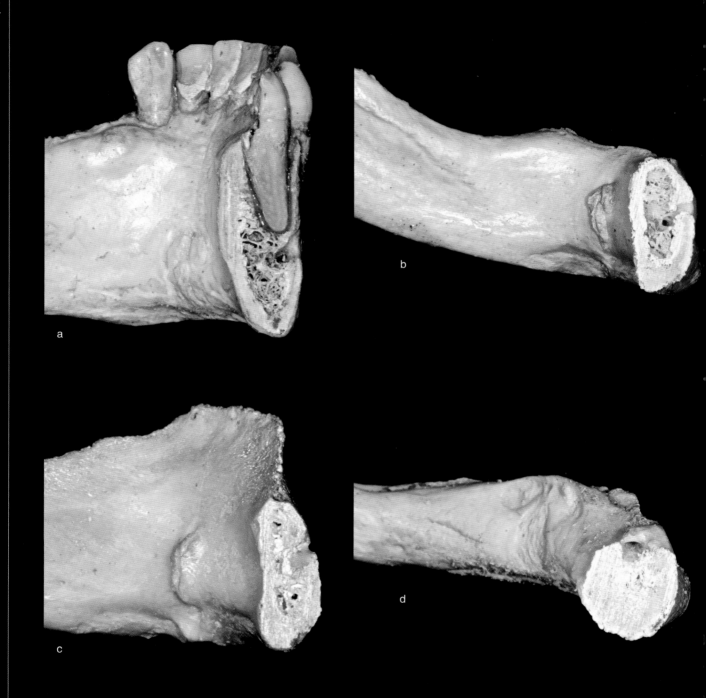

图6-4 4例人类下颌骨标本的断面（同第5章标本），展示了不同的骨吸收模式下颏孔与IAN的位置关系。在牙槽骨中部，下牙槽神经位置低于颏孔上缘。（a）下颌骨伴轻微骨吸收。（b）下颌骨伴轻度骨吸收。（c）下颌骨伴中度骨吸收。（d）下颌骨伴重度骨吸收。这样的下颌骨拍摄曲面体层片，可能无法观察到颏孔。

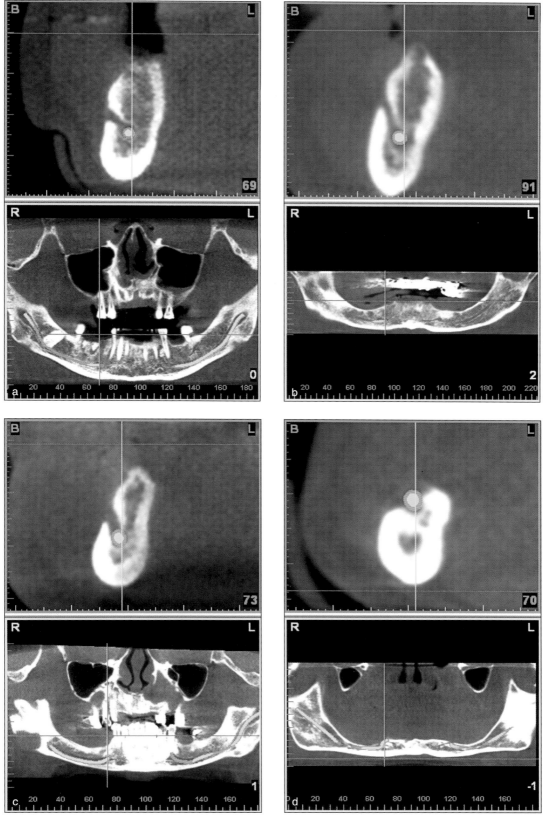

图6-5　计算机扫描断层（CT）显示了不同吸收模式的下颌骨中颏孔的精确位置。（a）下颌骨伴轻微骨吸收。（b）下颌骨伴轻度骨吸收。（c）下颌骨伴中度骨吸收。（d）下颌骨伴重度骨吸收，颏孔附近无法进行种植。

颏神经前袢

　　IAN通常前行到颏孔近中，然后转向远中上方出颏孔[1]，由于神经可能前行多达颏孔近中3mm的位置[2]，如果预计种植的位置在颏孔近中并且低于颏孔，种植体的最远端应距离颏孔至少5mm。为了避免穿通前袢，先锋钻应该从距离颏孔近中侧7~8mm的近中牙槽嵴顶钻入（前袢3mm＋2mm安全距离＋种植体直径）（图6-6）。

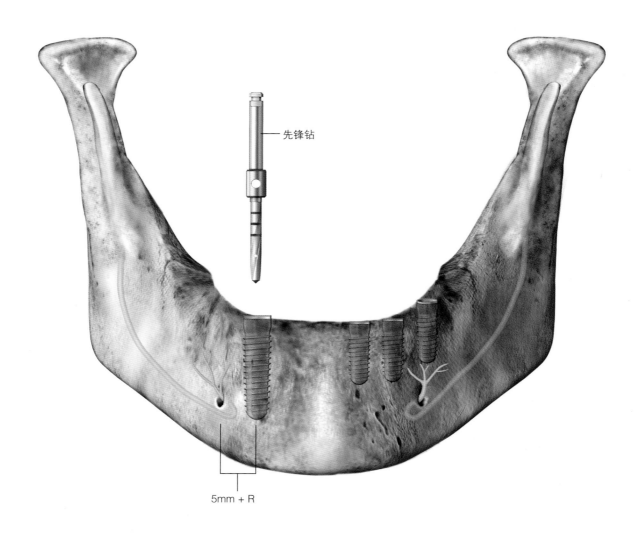

先锋钻

5mm + R

图6-6　下颌左侧的3颗种植体位于颏孔及其前袢上方，这个区域是相对安全的。然而在下颌右侧，预计植入的种植体要比颏孔的位置深；因此为了保持与颏孔间的安全距离，先锋钻应在颏孔近中7mm的位置钻入。值得注意的是，CT作为判断前袢位置的依据并不可靠。如果种植体要植入比颏孔更深的位置，种植窝预备时必须距颏孔近中7mm以上。

颏神经附近的松弛切口

颏孔近中的松弛切口应该止于膜龈联合之上，避免损伤颏神经分支（图6-7）。

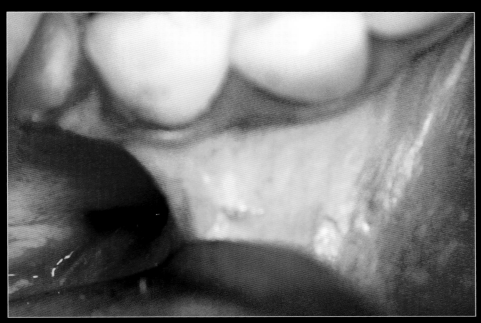

图6-7　颏孔近中的松弛切口位置和范围。

吸收

    下颌骨严重吸收时，颏孔可能位于牙槽嵴顶部（图6-8）。这种情况下，应该注意避免损伤颏神经：偏舌侧做嵴顶切口，轻柔翻起全厚瓣明确颏孔的位置。有时应采取不翻瓣的方法，避免翻瓣时损伤颏神经及其分支（图6-9）。

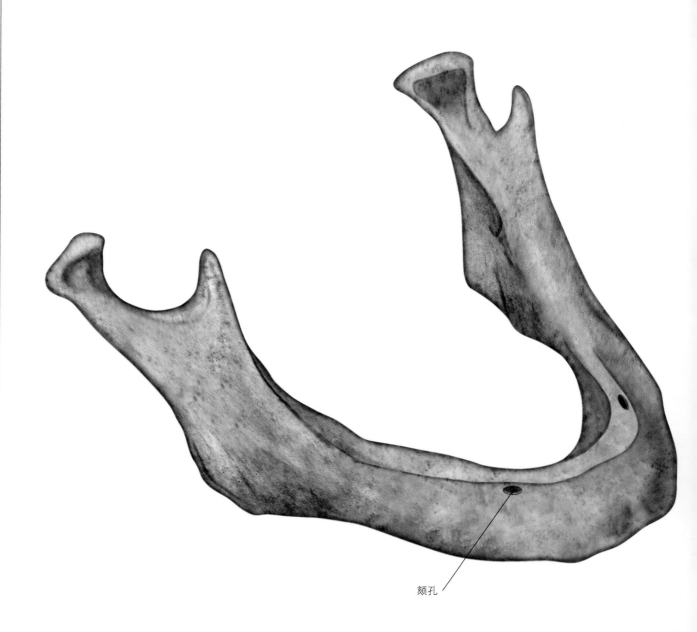

颏孔

图6-8　下颌骨严重吸收时颏孔的位置。

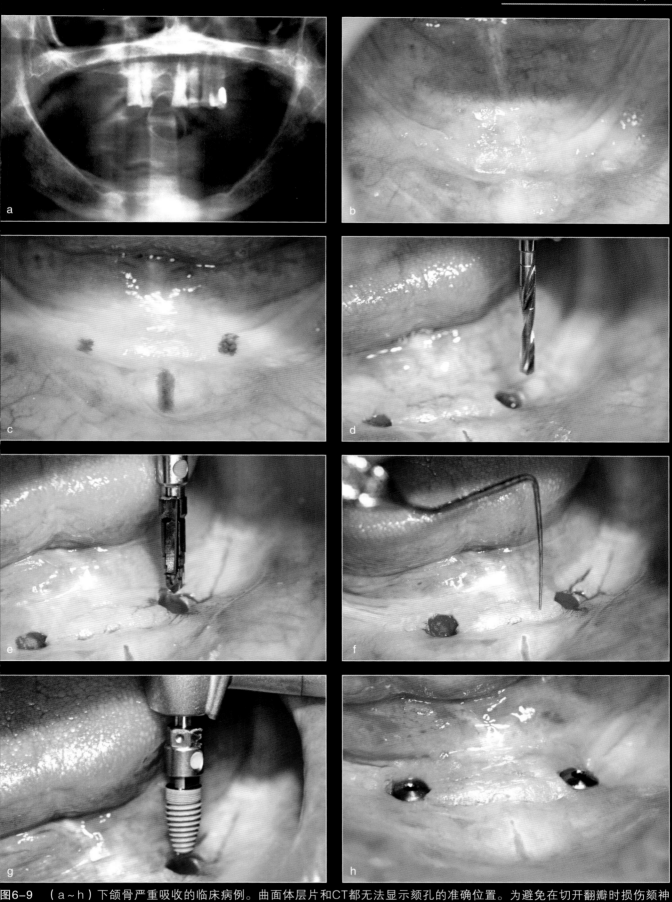

图6-9 （a~h）下颌骨严重吸收的临床病例。曲面体层片和CT都无法显示颏孔的准确位置。为避免在切开翻瓣时损伤颏神经，决定采取不翻瓣的方法植入种植体，中线远中12mm被认为是安全范围。在每一级备洞之后用牙周探针确认种植窝完全位于骨内（f）。由于修复体的悬臂将非常之长，所以设计了Locator固位的覆盖义齿（Zest Anchors）。当种植体受力过大之前，Locator将与义齿脱离结合，在义齿－种植体之间形成微弱的连接。

下颌切牙管

通常，IAN在磨牙区分支为颏神经（支配颏孔区域的皮肤、下唇的黏膜和牙龈）和切牙神经（支配下颌前牙）（图6-10）。然而，有一些切牙神经表现为真正的管腔从颏孔向前下方走行（直径达0.48～2.90mm），距离下颌骨下缘8～10mm（图6-11）。这个管腔的存在可能会引发相关问题；作为下牙槽神经的延续，它应该包含了相同的血管神经成分，所以种植预备时不能伤及。

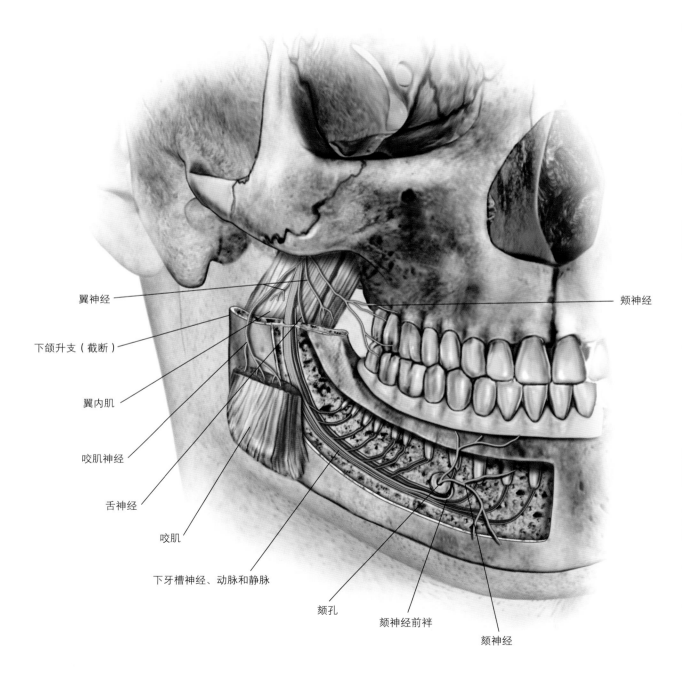

翼神经

颊神经

下颌升支（截断）

翼内肌

咬肌神经

舌神经

咬肌

下牙槽神经、动脉和静脉

颏孔

颏神经前袢

颏神经

图6-10　下颌前牙区的神经支配。

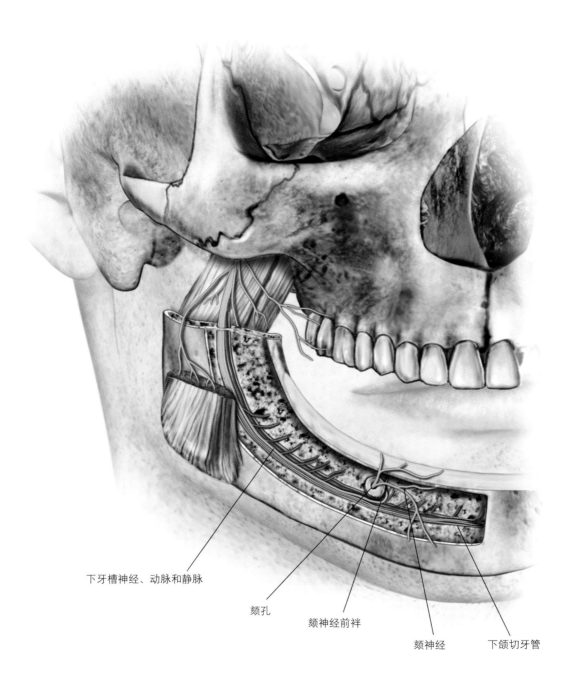

下牙槽神经、动脉和静脉

颏孔

颏神经前袢

颏神经

下颌切牙管

图6-11　当预计在下颌前牙区植入种植体时，术者应该注意下颌切牙管存在的可能性。虽然该管腔距离下颌骨下缘仅8～10mm，但下颌骨严重吸收时它仍可能位于需要骨预备的位置。

然而，传统放射线片上不能很清楚地观察到切牙管，因此建议使用CT扫描。图
6-12显示了三维重建和CT曲面体层影像上的切牙管。

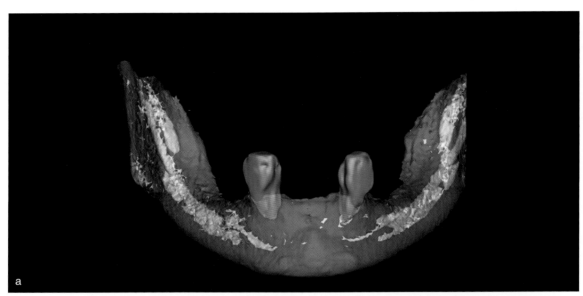

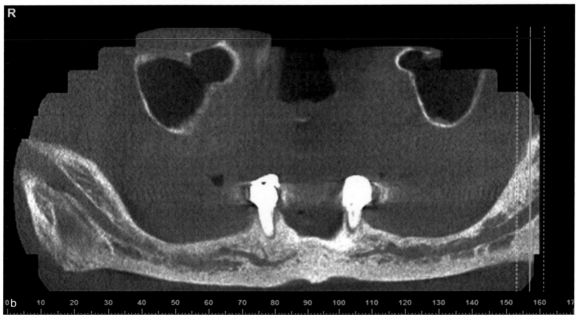

图6-12　三维重建（a）和CT曲面体层影像（b）显示的切牙管。传统的曲面体层影像上无法发现这样的管
腔，因此每一例种植手术之前都应该拍摄CT。

注意下颌骨严重吸收时切牙管的位置，它可能距离牙槽嵴更近。无论是何种吸收模式，在双侧颏孔之间植入种植体时都应该考虑切牙管（图6-13和图6-14）。

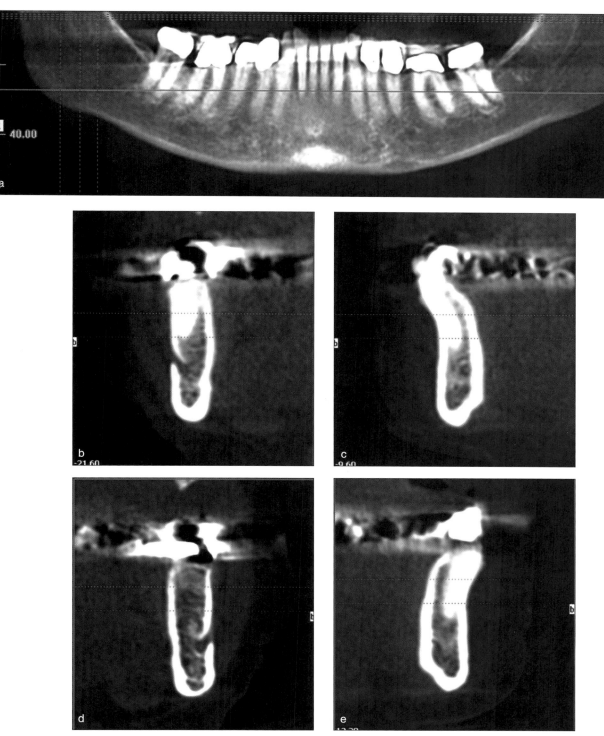

图6-13　（a~n）下颌前牙种植修复的临床病例。CT评估时发现下颌右侧存在切牙管结构。图中显示了右侧颏孔（b）、右侧尖牙（c）、左侧颏孔（d）、左侧尖牙（e）相应的截面。注意该管腔在CT曲面体层影像（a）上并不明显，而在下颌右侧尖牙截面（c）上十分明显。尖牙大约在颏孔的近中12mm处，所以该管腔不可能是颏神经前袢。左侧的颏孔位于第一前磨牙和第二前磨牙之间，尖牙区的截面没有显示出切牙管结构。因此，为了保持与切牙管之间充分的安全距离，在右侧植入尖牙位点的种植体比左侧尖牙位点种植体短（分别为11mm和13mm）。

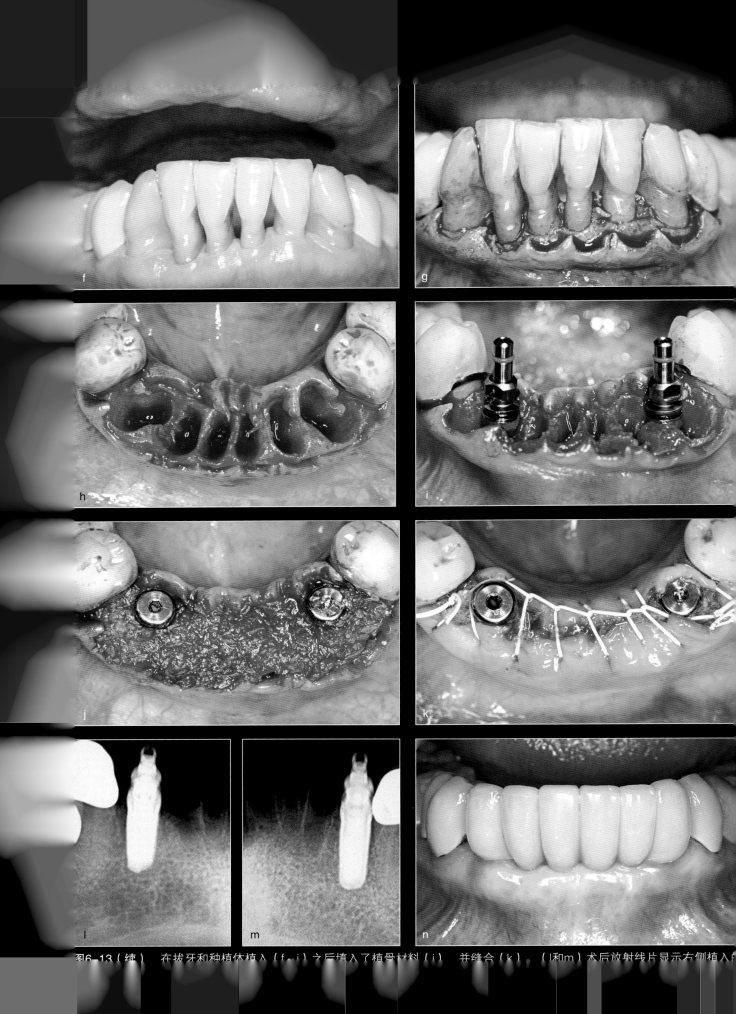

图6-13（续） 在拔牙和种植体植入（f、i）之后填入了植骨材料（j），并缝合（k）。（l和m）术后放射线片显示右侧植入的

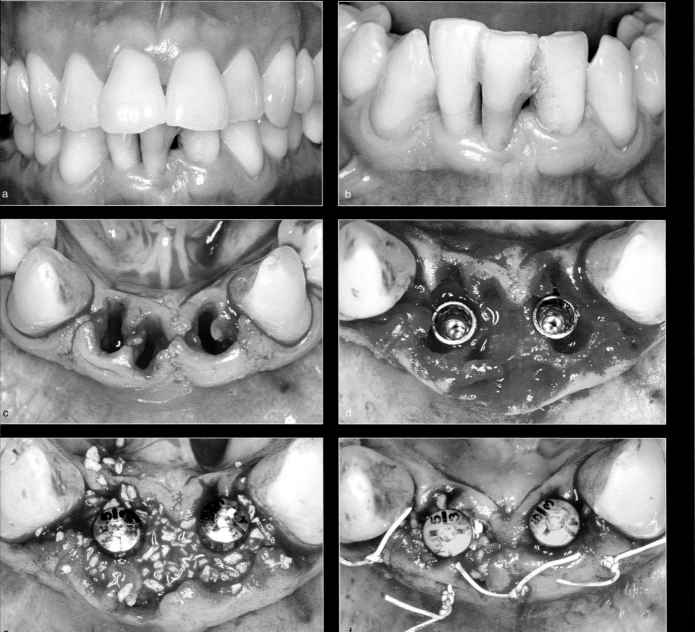

图6-14 （a~h）下颌切牙位点植入两颗种植体（DIO种植系统）的临床病例，由于不存在下颌切牙管，两颗种植体均为12mm长。

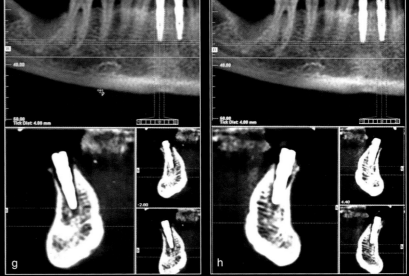

183

下颌副舌孔

口底前牙区的血供来自双侧舌下动脉（舌动脉的分支）以及颏下动脉（面动脉的分支）（图6-15和图6-16）。

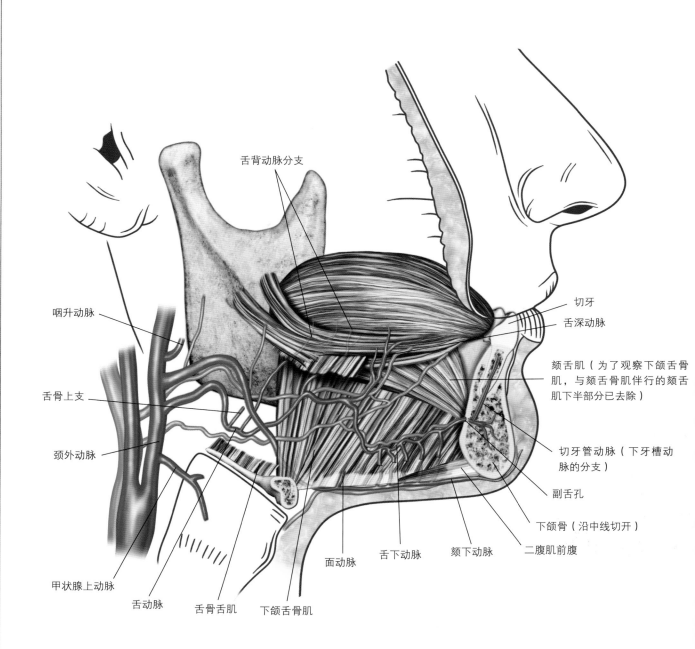

图6-15　舌动脉解剖的侧面观。

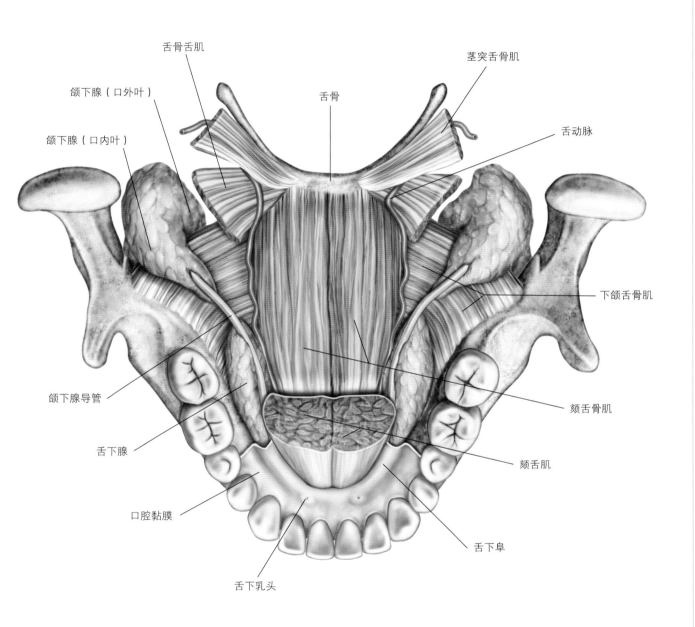

舌骨舌肌

茎突舌骨肌

颌下腺（口外叶）

舌骨

舌动脉

颌下腺（口内叶）

下颌舌骨肌

颌下腺导管

颏舌骨肌

舌下腺

颏舌肌

口腔黏膜

舌下阜

舌下乳头

图6-16　舌动脉解剖的上面观。

舌动脉

舌动脉是颈外动脉在舌骨水平分出的8个分支之一。它通过其终末支舌深动脉以及其背部的舌侧分支为舌体和舌尖提供血供。舌动脉在下颌舌骨肌前缘分支为舌下动脉。

舌下动脉

舌下动脉的平均直径为2mm，供应舌下腺、下颌舌骨肌、颏舌骨肌、颏舌肌、口底黏膜以及舌侧牙龈。另外，它还分成数个牙槽支补充下颌前牙区舌侧皮质骨的血供。这些分支通过数个被称为"副舌孔"的小孔通过皮质骨，形成管腔结构到达牙槽骨的中心。

Rosano等[7]研究了60例干燥的成人下颌骨，评估了这些位于下颌骨中线舌侧孔的发生率、大小以及内容物。另外还取20例干燥下颌骨，将红色乳胶注入其中后截断来观察与副舌孔和管腔的内容物。总共发现了118个小孔，每个下颌骨在中线颏棘以上至少有一个舌侧孔［平均高度，距下颌骨下缘（12.5±2.1）mm（SD）］。通过切片发现，注入乳胶的20例下颌骨中有19例，有一条清晰的血管分支从中线进入下颌骨，形成舌下－舌下吻合支。因此，口底的血管可能临近下颌骨舌侧中线的皮质骨，也就是说下颌舌侧骨板就算只有很小的穿孔也可能引发出血。

Krenkel等[8]描述了中线上的包含了舌下血管的细小分支的舌侧孔，根据它们与颏棘之间的垂直关系分别称之为颏棘间舌侧孔、颏棘上舌侧孔和颏棘下舌侧孔。

在Liang等[9-10]的另一项研究之中，50例干燥的下颌骨标本，有49例（98%）具有中线舌侧孔。标本的显微切片显示，颏棘上舌侧管和颏棘下舌侧管内都有一条明确的神经血管束走行。颏棘上舌侧管的内容物从舌动脉和舌神经而来，而颏棘下舌侧管的血管由颏下动脉（面动脉的分支）和／或舌下动脉分支而来，神经来自下颌舌骨肌神经的分支。总之，各种不同的舌侧孔根据它们的位置而有所区别。根据其与颏棘的位置关系，颏棘上舌侧孔和颏棘下舌侧孔含有不同的血管神经内容物。

还有一些其他的研究描述了下颌前磨牙区，接近下颌边缘处舌侧副孔的存在，还有的在侧切牙和尖牙之间的牙槽嵴顶。

舌下动脉的作用

下牙槽动脉以切牙动脉分支提供下颌联合部的血供；然而，正如前面所提到的，舌下动脉的分支可以通过下颌骨舌侧副孔进入牙槽骨内，提供额外的血供。由于缺牙后下牙槽动脉的粥样硬化，使得下颌的血供越来越依靠来自骨膜和副舌管的血供，对于无牙下颌来说，这一补充的血供更为重要。在翻较大面积舌侧瓣的时候应该考虑到这一因素（图6-17a）。如果切断了这条供应到下颌前部的血管，可能会引起舌下区的出血；与副舌孔相关的几条动脉都足够粗大，在种植时引起该区域的严重出血（图6-17b）。

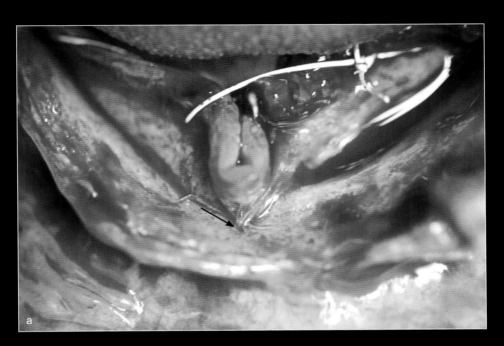

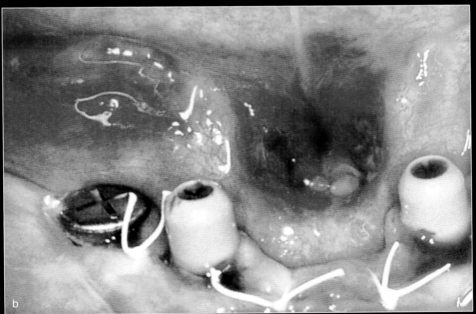

图6-17 （a）在CT影像上观察到副舌孔。在舌侧翻瓣时注意副舌孔（箭头），避免引起出血。（b）在下颌前牙区植入种植体时因舌下动脉损伤引起的舌下出血。（经Ten Bruggenkate等[16]许可转载）

面动脉

颈外动脉在舌动脉以上分支出面动脉。面动脉在二腹肌后腹深部走行，经茎突舌骨肌，以及颌下腺的表面沟并供应这些结构，随后它在下颌咬肌前缘转向面部。其分支包括腭升动脉、颏下动脉、颏下动脉、下唇动脉、上唇动脉和内眦动脉。

颏下动脉

颏下动脉在穿过下颌下缘之前从面动脉分支，并与下颌舌骨肌神经一起在下颌舌骨肌下缘内部走行。它供应颌下淋巴结、颌下腺、下颌舌骨肌和二腹肌。

值得注意的是，舌下动脉和颏下动脉[17]通过它们的下颌舌骨肌分支（舌下动脉在下颌舌骨肌上方走行，颏下动脉在下颌舌骨肌下方走行）相吻合，因此，很难判断口底出血是否源自面动脉的舌动脉分支。血管造影可以帮助确定出血源[18]。

在下颌前牙区手术过程中必须谨慎操作以避免出血。应遵循以下准则：

- 术者应该通过CT扫描仔细评估副舌侧孔的存在及其位置
- 不建议在中线植入种植体，特别是对于下颌骨严重吸收的患者，副舌孔靠近牙槽嵴顶
- 下前牙区舌侧的翻瓣范围必须保持最小，以防止破坏舌侧骨板的血供，并尽量减少出血

图6-18～图6-20显示了大体标本和CT影像上的副舌侧孔/管。

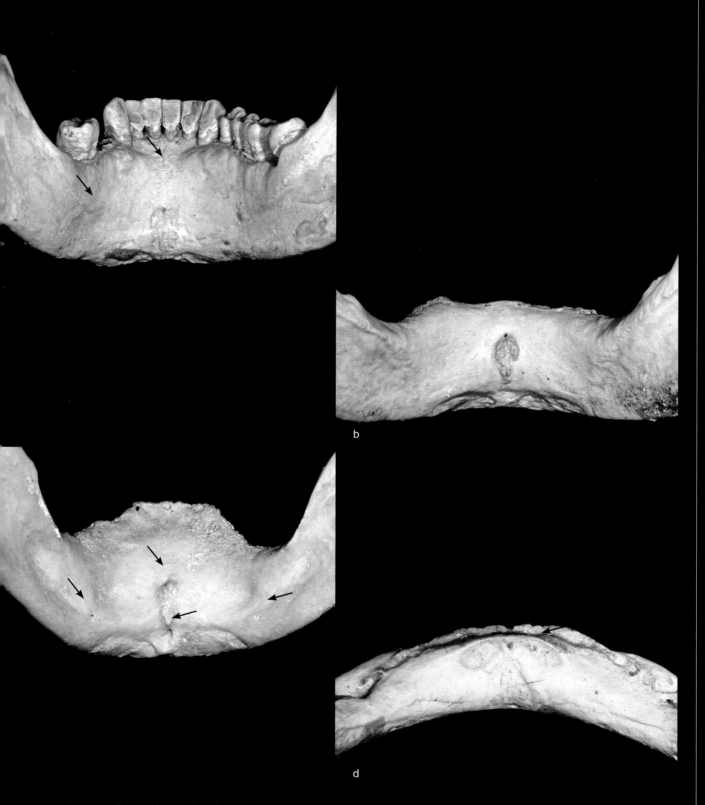

图6-18　4个不同吸收模式的下颌骨标本（与第5章中的标本相同）舌面观。箭头指示副舌孔。（a）轻微骨吸收的下颌骨。（b）轻度骨吸收的下颌骨。（c）具有中度至重度骨吸收的下颌骨。（d）严重骨吸收的下颌骨。

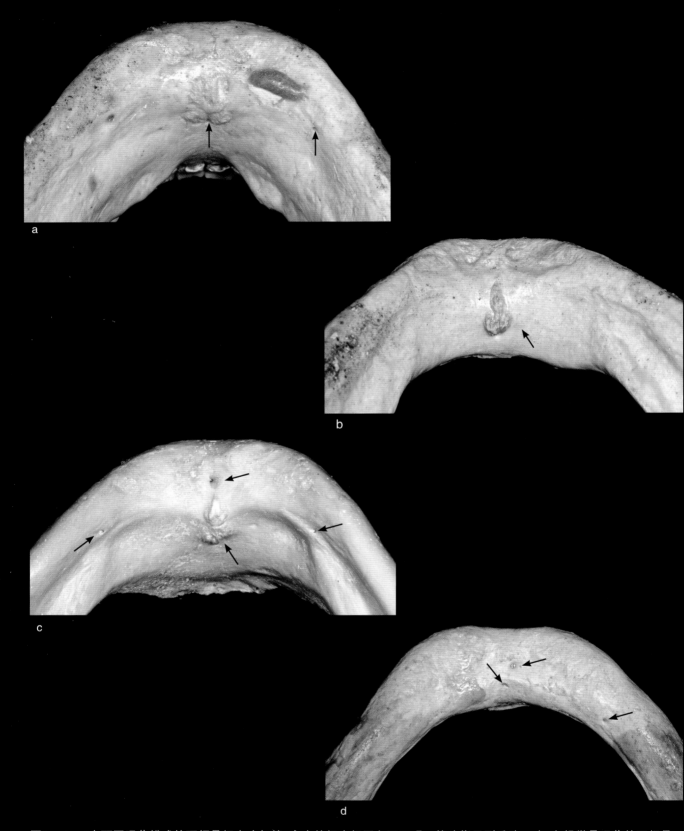

图6-19　4个不同吸收模式的下颌骨标本（与第5章中的标本相同）下面观。箭头指示副舌孔。（a）轻微骨吸收的下颌骨。（b）轻度骨吸收的下颌骨。（c）具有中度至重度骨吸收的下颌骨。（d）严重骨吸收的下颌骨。请注意，（a~c）中的箭头表示图6-18a~图6-18c中所见的相同的副舌孔，而（d）中的箭头表示未在同一下颌的舌面观中描绘的3个副孔（图6-18d）。

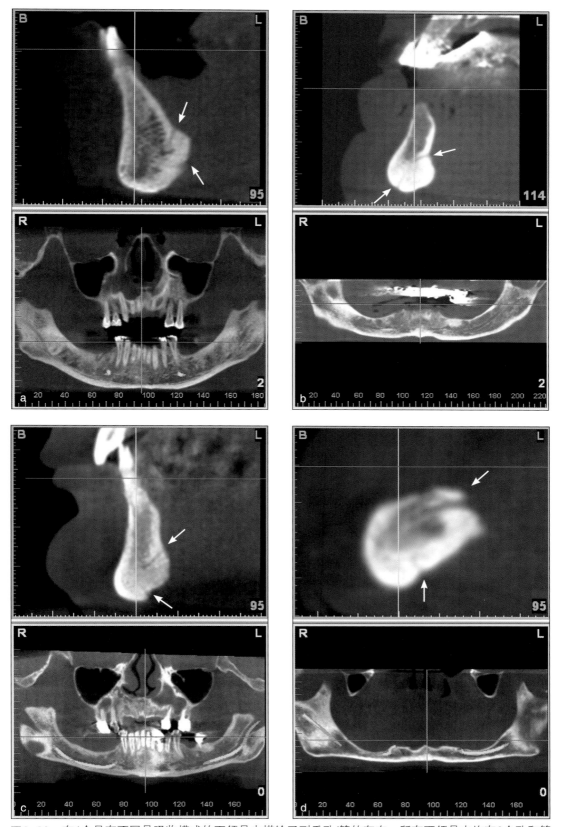

图6-20　在4个具有不同骨吸收模式的下颌骨中描绘了副舌孔/管的存在。所有下颌骨内均有2个孔和管（箭头）。在轻微骨吸收（a）和中度骨吸收（c）的下颌骨中，种植安全距离为牙槽嵴顶至上方舌侧管处。在轻度骨吸收（b）的下颌骨中，如果要进行牙槽嵴修整术以扩大嵴顶宽度，则存在损伤副舌管的风险。在下颌骨严重吸收时（d），因为上方副舌管靠近嵴顶，因此不能在中线处植入种植体。

从下颌前牙区取块状骨

自下颌前牙区取颏部块状骨时（图6-21），术者应该注意以下解剖标志：颏孔、颏神经回袢、下颌切牙管、副舌孔、骨密度（块状骨不能从D1骨获取）以及邻近块状骨的牙根。依据本章内容，在CT扫描的辅助下避开这些重要的解剖结构并不困难。

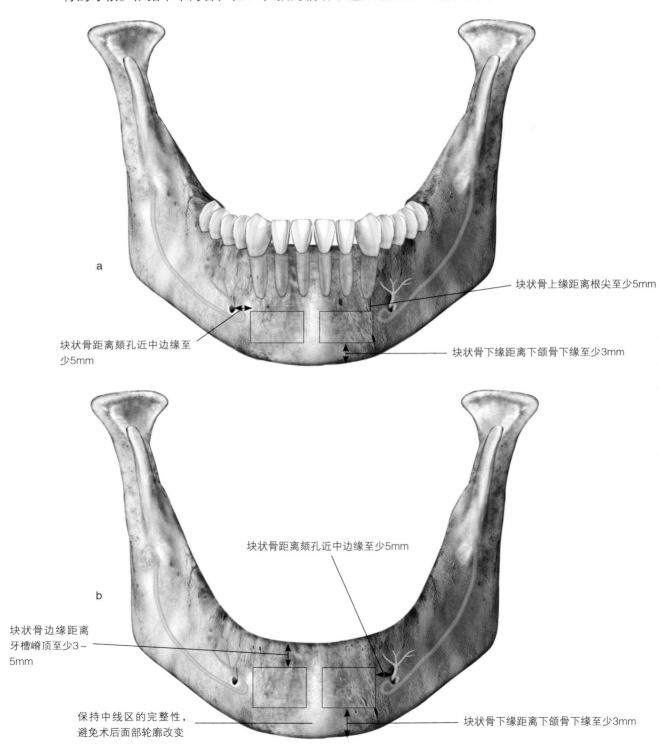

a

块状骨上缘距离根尖至少5mm

块状骨距离颏孔近中边缘至少5mm

块状骨下缘距离下颌骨下缘至少3mm

b

块状骨距离颏孔近中边缘至少5mm

块状骨边缘距离牙槽嵴顶至少3～5mm

保持中线区的完整性，避免术后面部轮廓改变

块状骨下缘距离下颌骨下缘至少3mm

图6-21　从有牙列的下颌骨颏部取块状骨的推荐区域（a）及从无牙列的下颌骨颏部取块状骨的推荐区域（b）。

下颌前牙区骨量不足

骨吸收模式和治疗方案

　　笔者对牙槽骨自然吸收模式进行了分类（图6-22）。目前的分类表明，牙齿脱落后，牙槽骨宽度丧失逐渐加重，然后开始高度丧失。但笔者认为，在宽度开始丧失之后，吸收模式具有两种不同的形式：一种是整个牙槽骨的宽度严重丧失，另一种是仅嵴顶1/2的宽度丧失严重而牙槽嵴下1/2仍保有相当宽的牙槽骨。骨吸收模式将决定进行骨增量的方式，因此在CT评估和拟定治疗计划时，了解这两种不同的模式并能够在影像中区分这些模式至关重要。

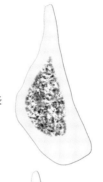

下颌骨ⅢA类：
嵴顶1/2严重的宽度丧失，高度轻微丧失

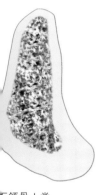

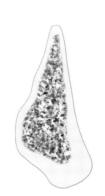

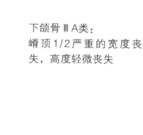

下颌骨Ⅱ类：
中度骨宽度丧失

下颌骨Ⅰ类：
轻微骨宽度丧失

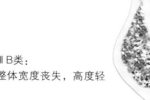

下颌骨Ⅳ类：
严重的高度和宽度丧失

下颌骨ⅢB类：
牙槽骨整体宽度丧失，高度轻微丧失

图6-22　下颌前牙区骨吸收的Al-Faraje分类。

图6-23显示了Al-Faraje骨吸收分类法中的5种下颌骨吸收模式的其中4种。

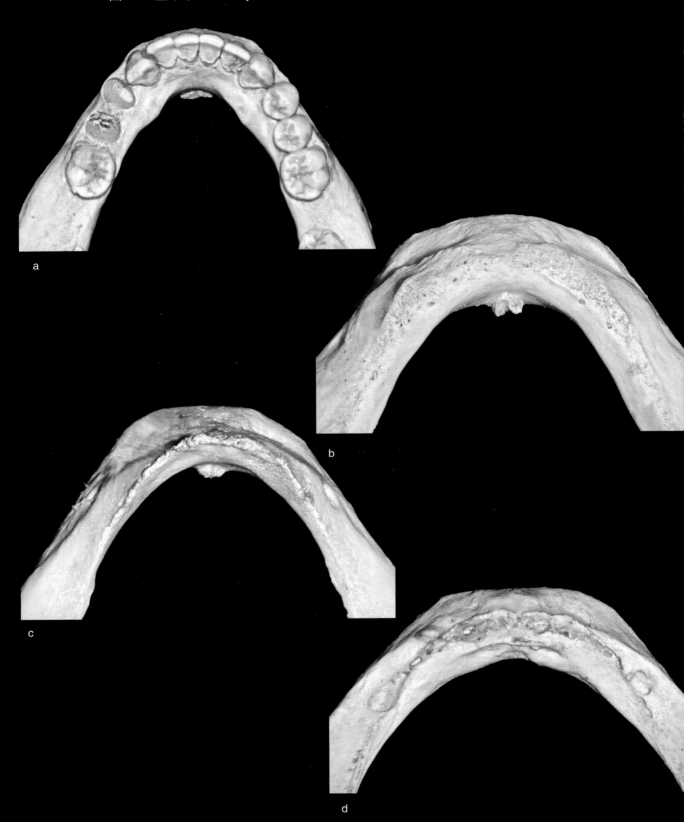

图6-23 不同骨吸收模式的大体下颌骨标本上面观（同第5章）。（a）Ⅰ类骨吸收模式的下颌骨（有牙列的下颌，没有或者只有轻微的骨吸收）。（b）Ⅱ类骨吸收模式的下颌骨。（c）ⅢB类骨吸收模式的下颌骨。（d）Ⅳ类骨吸收模式的下颌骨。

下颌前牙区骨量不足的临床处理

- 从CT影像上辨别骨吸收的模式
- Ⅰ类骨吸收时（Al-Faraje分类），由于牙槽嵴宽度和高度都没有明显减少（近期缺牙或者即刻种植），可以植入常规颈种植体甚至宽颈种植体。有牙列的牙槽骨被认为是Ⅰ类；多颗牙拔除时，通常需要做牙槽嵴修整，去除种植体之间尖锐的骨嵴（图6-24）

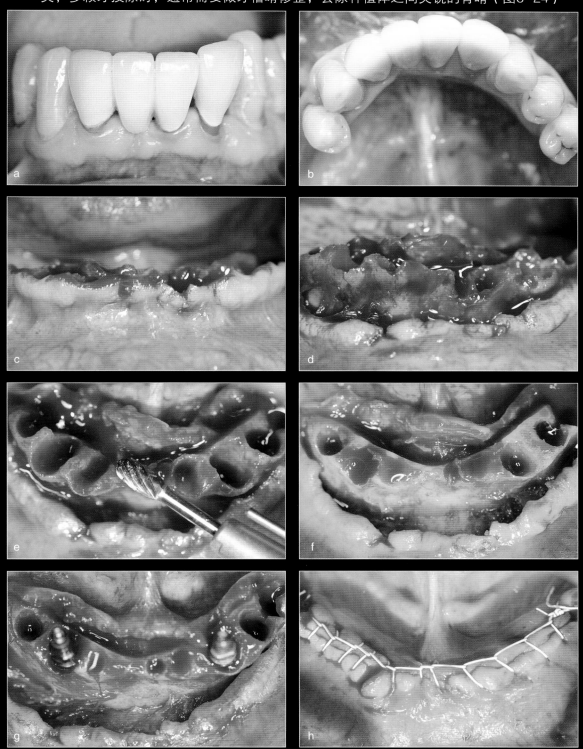

图6-24 多颗牙拔除之后行牙槽嵴修整术的临床病例。通常在拔除多颗或者全牙列牙齿之后，种植手术之前需要进行这种手术。牙齿拔除后翻起全厚瓣（a～d），用牙槽嵴成形钻（e）平整牙槽嵴顶（f），植入2颗种植体（g）支持Locator覆盖义齿，然后缝合（h）。

- Ⅱ类骨吸收，不需要进行同期骨移植即可植入种植体；然而，术者可以选择窄颈－窄径的种植体以保障种植体的颊舌侧有充足的骨量。一定的适应证下，可以考虑进行牙槽嵴修整，以获得更宽的牙槽嵴顶

- ⅢA类骨吸收，在种植体植入之前，可以通过带蒂三明治成形骨劈开技术、同期骨增量技术（GBR）、块状骨移植技术进行牙槽嵴增量（见第5章）[19-20]。也可以采取植入窄径种植体或者迷你种植体的方式（图6-25）

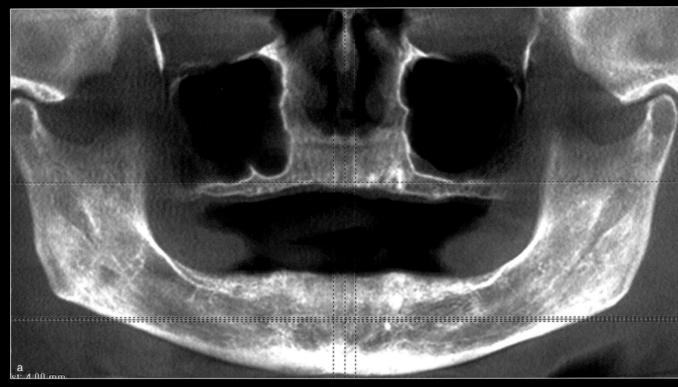

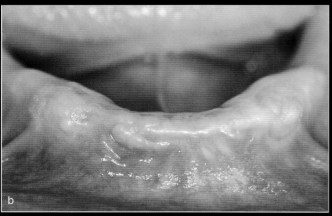
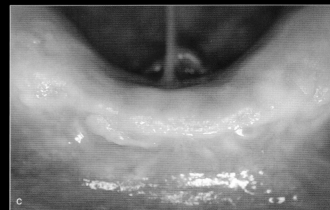

图6-25 在宽度不充分的牙槽骨中植入窄颈种植体（DIO种植系统）。在进行临床和CT评估之后（a~c），使用一支扩孔钻和不翻瓣的技术进行种植窝预备（d和e）。

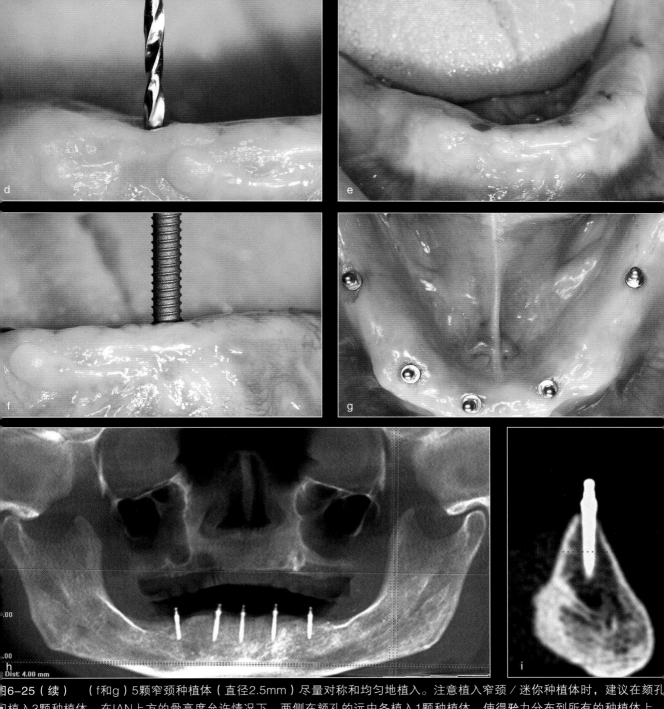

图6-25（续）　（f和g）5颗窄颈种植体（直径2.5mm）尽量对称和均匀地植入。注意植入窄颈／迷你种植体时，建议在颏孔
间植入3颗种植体，在IAN上方的骨高度允许情况下，两侧在颏孔的远中各植入1颗种植体，使得殆力分布到所有的种植体上。
（h）术后CT曲面断层影像。（i）中间种植体的断面。注意保持到中线区域副舌管的安全距离。

- ⅢB类骨吸收类型，由于宿主骨厚度过小，不能采取骨劈开术，并且块状骨移植技术也非常有难度；因此推荐采取钛网结合人类骨形态生成蛋白-2（rhBMP-2）、可吸收胶原海绵（ASC）和骨移植材料行GBR程序（图6-26）
- Ⅳ类骨吸收类型，采取3种方式进行垂直牙槽嵴骨增量：块状骨移植、牵张成骨以及夹层骨移植

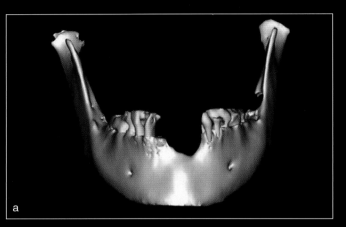
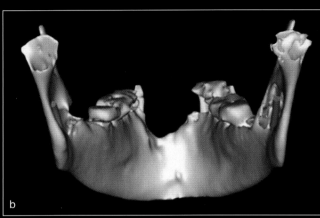
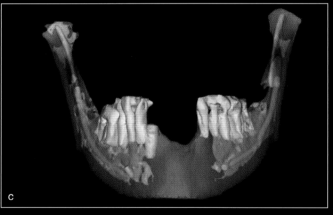
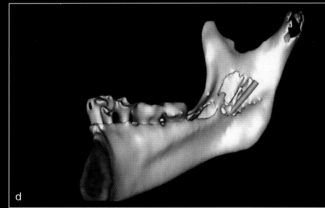
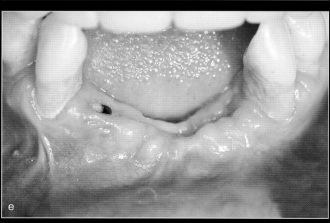
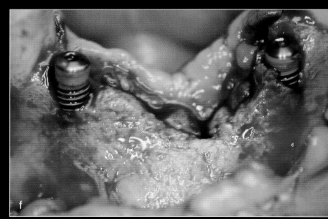

图6-26 这个临床病例展示了下颌前牙区ⅢB类骨缺损伴有垂直骨丧失（之前的种植体失败导致）。从CT影像（a~d）和临床检查（e）可以看出，由于牙槽嵴狭窄同时伴有垂直向和水平向骨丧失，通过块状骨移植、牵张成骨或骨劈开来进行牙槽嵴增量均十分困难。因此选用钛网和rhBMP-2/ACS骨移植材料进行GBR手术。翻开全厚瓣之后，拔除无法保留的尖牙并植入种植体（f和g）。

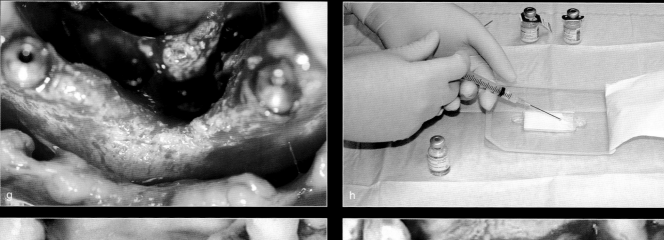

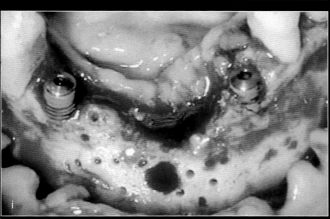

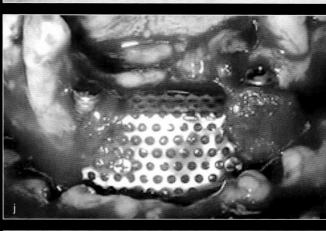

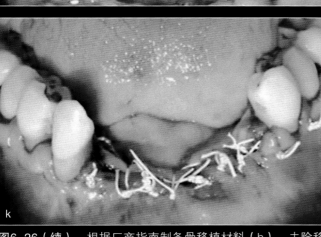

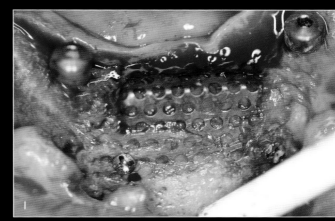

图6-26（续） 根据厂商指南制备骨移植材料（h），去除移植区域的颊侧骨板皮质骨，产生出血并开放骨髓腔（i）。然后将骨移植材料植入该区域，固定钛网（j）。无张力关闭并缝合（k）。（l）9个月的愈合期后进行第二阶段手术去除钛网。可见新骨形成。

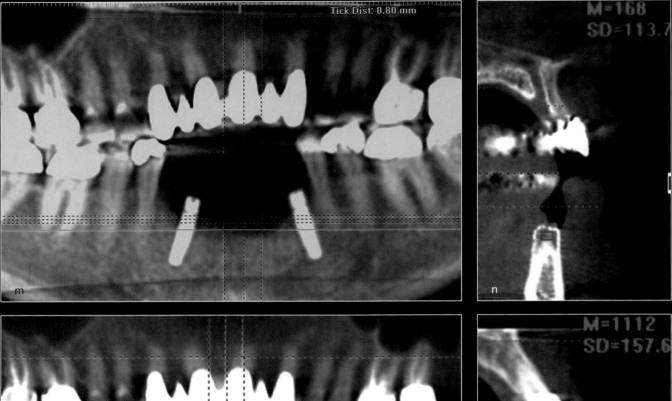

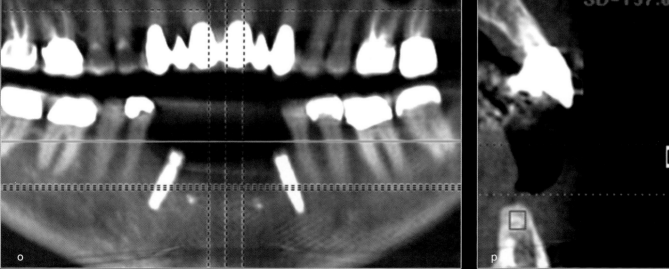

图6-26（续） （m和n）第一阶段手术后立即拍摄的CT影像，显示骨密度为168个亨氏单位（HU）。（o和p）去除钛网之前拍摄的CT影像图像，显示骨密度为1112个亨氏单位（HU）。

参考文献

[1] Greenstein G, Tarnow D. The mental foramen and nerve: Clinical and anatomical factors related to dental implant placement. A literature review. J Periodontol 2006;77:1933–1943.

[2] Hupp JR, Ellis E, Tucker MR. Contemporary Oral and Maxillofacial Surgery, ed 3. St Louis: Mosby-Yearbook, 1998:378–379.

[3] Wadu SG, Penhall B, Townsend GC. Morphological variability of the human inferior nerve. Clin Anat 1997;10:82–87.

[4] Mardinger O, Chaushu G, Arensburg B, Taicher S, Kaffe I. Anatomic and radiologic course of the mandibular incisive canal. Surg Radiol Anat 2000;22:157–161.

[5] Monsour PA, Dudhia R. Implant radiography and radiology. Aust Dent J 2008;53(1 suppl):S11–S25.

[6] Romanos GE, Greenstein G. The incisive canal. Considerations during implant placement: Case report and literature review. Int J Oral Maxillofac Implants 2009;24:740–745.

[7] Rosano G, Taschieri S, Gaudy JF, Testori T, Del Fabbro M. Anatomic assessment of the anterior mandible and relative hemorrhage risk in implant dentistry: A cadaveric study. Clin Oral Implants Res 2009;20:791–795.

[8] Krenkel C, Holzner K, Poisel S. Hematoma of the mouth floor following oral surgery and its anatomical characteristics [in German]. Dtsch Z Mund Kiefer Gesichtschir 1985;9:448–451.

[9] Liang X, Jacobs R, Lambrichts I. An assessment on spiral CT scan of the superior and inferior genial spinal foramina and canals. Surg Radiol Anat 2006;28:98–104.

[10] Liang X, Jacobs R, Lambrichts I, Vandewalle G. Lingual foramina on the mandibular midline revisited: A macroanatomical study. Clin Anat 2007;20:246–251.

[11] Shiller WR, Wiswell OB. Lingual foramina of the mandible. Anat Rec 1954;119:387–390.

[12] McDonnell D, Reza Nouri M, Todd ME. The mandibular lingual foramen: A consistent arterial foramen in the middle of the mandible. J Anat 1994;184:363–369.

[13] Bradley JC. The clinical significance of age changes in the vascular supply to the mandible. Int J Oral Surg 1981;10(suppl 1):71–76.

[14] Castelli WA, Nasjleti CE, Diaz-Perez R. Interruption of the arterial inferior alveolar flow and its effects on mandibular collateral circulation and dental tissues. J Dent Res 1975;54:708–715.

[15] Kalpidis CD, Setayesh RM. Hemorrhaging associated with endosseous implant placement in the anterior mandible: A review of the literature. J Periodontol 2004;75:631–645.

[16] Ten Bruggenkate CM, Krenkeler G, Kraaijenhagen HA, Foitzik C, Oosterbeek HS. Hemorrhage of the floor of the mouth resulting from lingual perforation during implant placement: A clinical report. Int J Oral Maxillofacial Implants 1993;8:329–334.

[17] Bavitz JB, Harn SD, Homze EJ. Arterial supply to the floor of the mouth and lingual gingiva. Oral Surg Oral Med Oral Pathol 1994;77:232–235.

[18] Zimmerman RA, McLean G, Freiman D, Golestaneh Z, Perez M. The diagnosis and therapeutic role of angiography in lingual arterial bleeding. Radiology 1979;133:639–643.

[19] Misch CM, Misch CE. The repair of localized severe ridge defects for implant placement using mandibular bone grafts. Implant Dent 1995;4:261–267.

[20] Garg AK, Morales MJ, Navarro I, Duarte F. Autogenous mandibular bone grafts in the treatment of the resorbed maxillary anterior alveolar ridge: Rationale and approach. Implant Dent 1998;7:169–176.

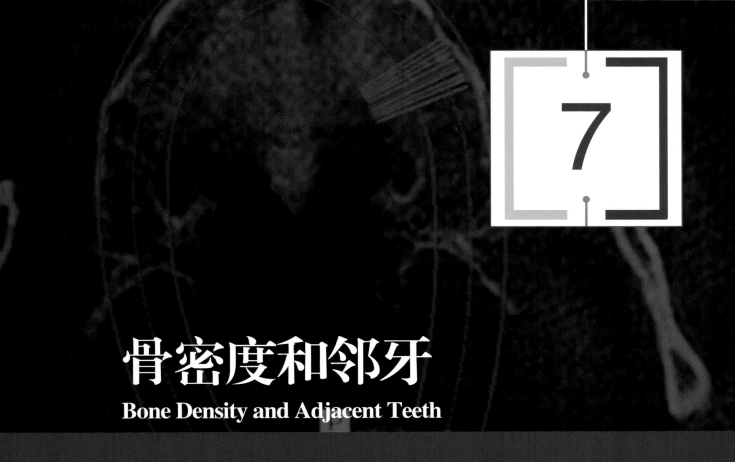

骨密度和邻牙

Bone Density and Adjacent Teeth

本章为第1章和第6章所描述的解剖结构的补充，拟种植位点的骨密度以及邻近牙根的位置和角度同样是重要的评估因素。这些因素同样应该被视为解剖标志。

骨密度

　　骨密度（同骨量和备洞／植入技术）与种植体植入过程中获得初期稳定性是直接相关的。反之，初始稳定性与骨结合直接相关；因此，在种植体植入过程中获得较高初始稳定性是重要的，且不能有过度应力。

　　如果所有的愈合因素均存在，20Ncm的初始稳定性已经足够获得骨结合，这些因素包括充足的愈合时间、微创的手术技术、愈合过程无微动、精确备洞（窝洞与种植体之间无间隙）以及种植体表面不被有机或无机材料所污染。然而，即刻负荷要求有较高的初始扭矩来抵抗在即刻安放临时修复体之后的最初阶段种植体所受到的微动和应力[1-3]。大多数参考文献支持理想的植入扭矩为35～45Ncm，是行即刻负荷的条件之一[1]。然而，即使不需要即刻负荷，手术者应尽量获得20Ncm的初始扭矩，因为这样才可以获得更短的愈合期，并提高成功骨结合的概率。因此，骨密度是获得成功骨结合和种植体存留的一个关键因素，因为当骨密度高时，更容易获得较高的初始扭矩/稳定性。

骨密度分类

　　1985年Lekholm和Zarb教授将骨质分为4类[4]（图7-1）：

- D1类骨：大部分颌骨由密质骨组成
- D2类骨：较厚皮质骨包绕较密的松质骨
- D3类骨：薄的皮质骨包绕少量较密的松质骨
- D4类骨：薄的皮质骨包绕低密度的松质骨

　　如果没有CT扫描，我们不能在术前了解骨密度的类型；因此，强烈建议在术前拍摄CT来评估拟种植区域的骨密度。常规根尖片或曲面体层片并非有帮助，因为颊侧皮质骨板会掩盖了松质骨的密度。每个CT扫描的每一轴向图像包含有260000像素，并且每一个像素有一个CT数值（以HU为单位），这与组织的骨密度相关。较高的CT数值，组织越致密。D1骨密度类型高于1200HU；D2骨密度类型处于800～1200HU之间；D3骨密度类型通常处于300～800HU之间；D4骨密度类型通常≤300HU。因此，通过CT扫描测量骨密度非常简便快捷。

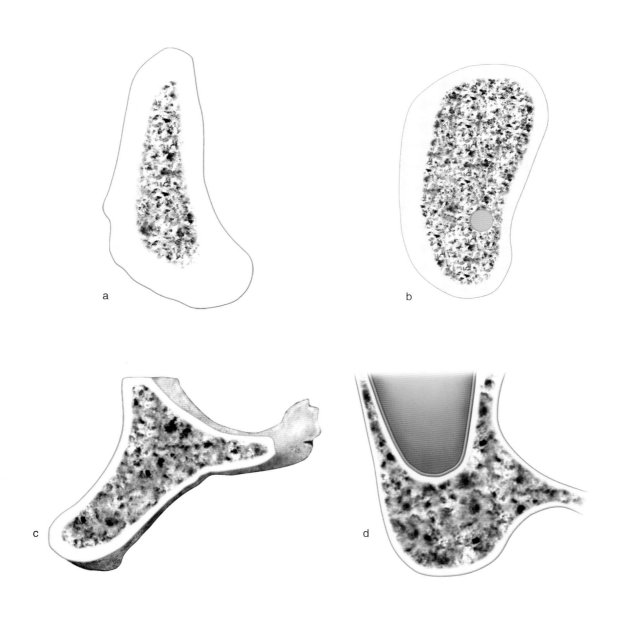

图7-1　根据Lekholm和Zarb教授的骨质分类。（a）D1类骨：大部分颌骨由密质骨组成。（b）D2类骨：较厚皮质骨包绕较密的松质骨。（c）D3类骨：薄的皮质骨包绕少量较密的松质骨。（d）D4类骨：薄的皮质骨包绕低密度的松质骨。D1类骨多见于下颌前牙区，D2类骨多见于下颌后牙区，D3类骨多见于上颌前牙区，D4类骨则多见于上颌后牙区；然而，在制订植入种植体的数量、愈合期的长短以及其他基于骨密度的考虑因素之前，手术者必须拍摄CT并真实测量骨的密度。

不同骨密度类型下获得理想初始稳定性

在种植体植入过程中，遵循正确的种植技术来获得理想的35～45Ncm扭矩的初始稳定性是非常重要的。对于密质骨，较高的初始稳定性容易获得；但是，种植体植入应该避免对骨有超过其生理容忍范围的压力，这可能导致缺血进而发生坏死。由于血供少，种植体牙槽嵴顶区（通常为致密的皮质骨）是最容易发生骨坏死的区域。临床上，骨坏死归因于在植入过程中的过度压力，并会在种植体植入后1个月内表现出来（图7-2）。因坏死性压迫导致种植体失败区域的组织学表现为死骨伴随细菌浸润和亚急性炎性肉芽组织[5]。在这些类型的骨密度的情况下，必须用特殊钻针如攻丝钻／螺纹成型钻。在使用攻丝钻时，重要的是在种植窝洞内以渐进的方式形成螺纹的形态。如果手术者不够仔细，钻孔操作过程中有过多的提拉动作或者过度成形，也可能会在高密度骨中植入1颗松动的种植体。另外，如果骨密度较低，可能植入种植体的扭矩会很低，并成为种植体失败的一个因素。松动的种植体会在愈合过程中发生动度，干扰骨结合的形成。手术植入过程中会导致种植体松动的因素如下：

- 术者过度钻孔／过度预备种植窝洞（例如，钻孔过程中过多的提拉动作）
- 在松质骨中使用密质骨钻或攻丝钻（螺纹成型钻）
- 制备的窝洞呈椭圆形／不精确

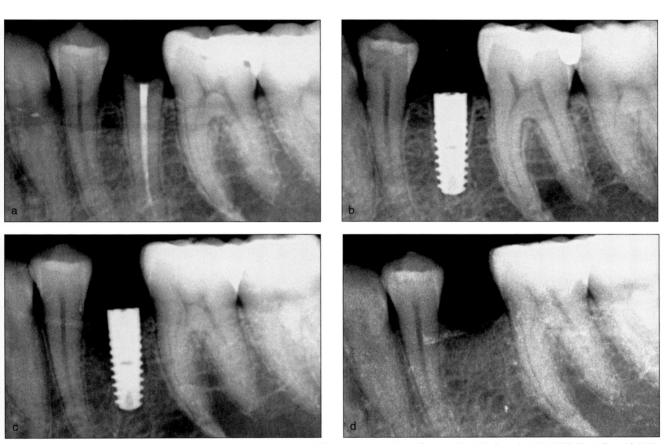

图7-2　牙齿拔除后，种植体植入过程中由于过度压力导致骨坏死（a和b）。临床表现为过度压力区周围的骨吸收，放射线中的透亮影（c），以及患者因持续不适而抱怨。解决方案为取出种植体，清除感染组织并行骨移植（d）以便日后重新植入种植体。

预防措施包括：

- 最后一级或二级钻钻孔深度稍浅
- 不使用螺纹成型／攻丝钻。备洞预备需谨慎。例如，D1类骨，所有的钻针和螺纹成型钻都需要使用；而D2类骨，螺纹成型钻不需要。对于D3类骨，窝洞影适当小于种植体的直径以获得较高的初始稳定性。在D4类骨中，备洞时，使用骨挤压器来增加侧壁的骨密度而非使用钻针去骨
- 使用骨挤压器械增加侧壁骨密度，而非从窝洞内去骨[6-10]（图7-3）

处理

松动的种植体应取出：

- 如果种植位点可用骨允许植入更大直径的种植体，更换一颗更宽或更长的种植体
- 放弃该种植位点并在其他区域重新预备（这种情况常见于全口无牙颌或有较长跨度的牙齿缺失）
- 放弃种植，在种植位点植骨。3 ~ 4个月之后在相同的位点重新种植

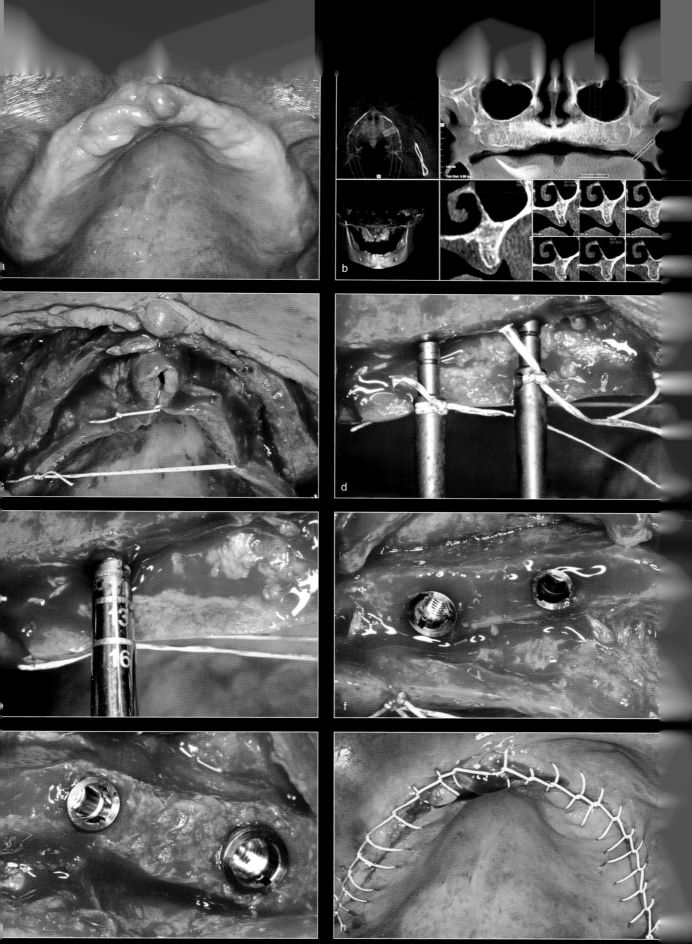

7-3　在骨质较差的D4类上颌骨（上颌所有区域约100HU单位）中植入4颗种植体。临床和CT扫描后评估（a和b），翻全厚
（c）。先锋钻制备初级窝洞。曲面体层片检查导向杆平行（d），扩孔过程中使用骨挤压器增加骨壁密度并获得理想直径

邻牙／牙根

不正确的位置和／或不正确的种植体角度可能会导致损伤相邻牙齿，最终会导致牙齿受影响而拔除。如果种植体过于接近牙齿，会损伤邻牙的血供导致牙齿损伤或在备洞过程中导致周围骨的过热，邻牙会因不可逆的牙髓损伤而导致牙齿坏死[11-13]。对于这种病例，可能需要牙髓治疗或根尖手术，也可能需要拔除；种植体可能也需要取出。

症状

种植过程中牙齿损伤时，患者会抱怨种植后不久有严重的疼痛、肿胀以及发热，这些症状甚至会持续长达1个月或更长时间。一旦牙齿坏死，牙齿会对叩诊有或轻或重的反应，而对于热活力测试和电活力测试没有反应。而在因种植导致损伤后短时间内，放射线片会显示在牙根尖部有透射影。

预防

遵循以下指南能够避免损伤邻牙：

- 术前通过CT影像仔细评估缺牙区的间隙。CT扫描可提供种植医师没有扭曲的真实图像，允许非常精确的测量。建议种植体和邻牙之间至少保留1mm骨的距离
- 强烈建议先锋钻预备种植体窝洞后立即佩戴平行杆进行曲面体层片拍摄，因为此时种植窝洞的直径还很小（2mm或更小），并且调整窝洞轴向时没有任何难度。图7-4展示的病例为上颌右侧侧切牙牙根倾斜。在曲面体层片检查时发现。戴有平行杆的根尖放射线片显示右侧平行杆邻近牙根，因此最终在右侧种植位点选择了短种植体来避免损伤右侧侧切牙
- 如果种植间隙过窄，医师应建议患者通过正畸来移动牙齿或牙根以获得更大的间隙，然后再进行种植
- 当牙齿过于接近所设计的种植体时，建议在计算机制作的外科导板引导下，在正确的位置进行窝洞预备

处理

种植过程中

先锋钻钻孔后通过使用侧切钻可以轻松修改轴向，比如Lindemann钻。如果窝洞扩大超过先锋钻并且轴向不满意，这时所需要做的就是取消手术。在种植位点植骨，延期进行种植体植入。

种植体植入后以及牙髓损伤

术后即刻进行牙髓治疗同时服用系统性抗生素。如果损伤牙齿的牙根已穿通，取出种植体。邻牙严重的损伤也会对种植体的成活有关键的影响。脓肿形成可能会潜在影响邻牙附近种植体的骨结合。

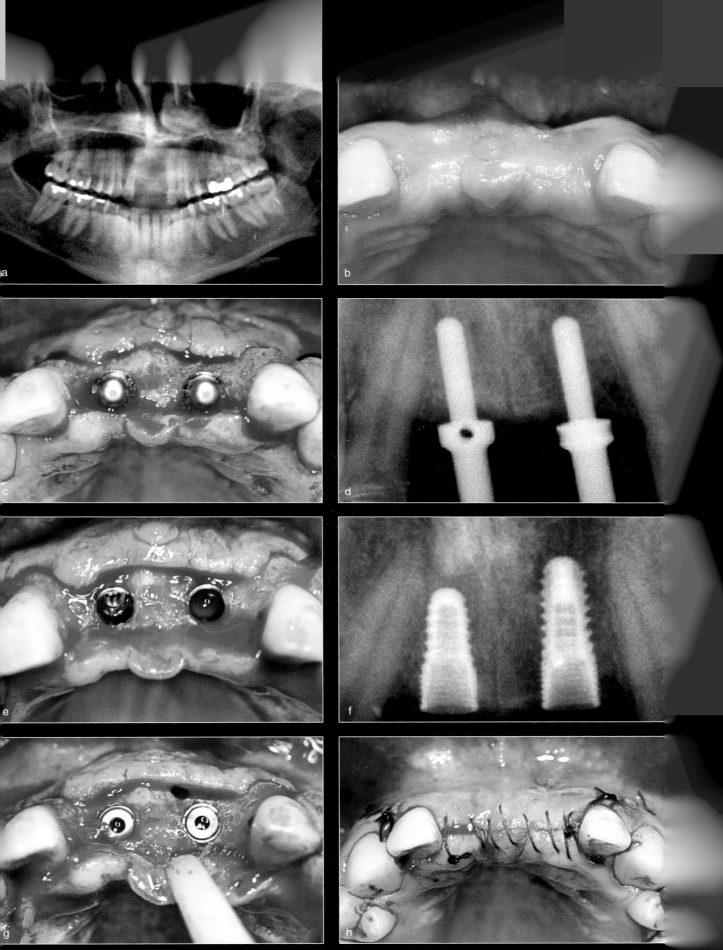

图7-4 该病例中上颌右侧侧切牙牙根倾斜。（a）曲面体层片检查可见倾斜的牙根。（b和c）翻瓣。（d）佩戴平行杆拍摄根尖放射线片显示右侧平行杆邻近牙根。因此右侧种植体选择了短种植体（DIO种植体系统）来避免对右侧侧切牙的损伤。（e和

总结

当计划在上颌种植时，术者应通过CT评估患者的以下解剖标记：

- 切牙孔／切牙管相对于前牙区牙槽嵴顶和中切牙的位置关系
- 腭穹隆形态（获得腭大动脉和神经的位置）
- 倒凹（唇下和口底）
- 牙槽嵴／牙槽骨形态（包括牙槽嵴顶形态）
- 邻近牙齿向种植位点的弯曲
- 拟种植位点是否有残根
- 普遍的牙槽骨密度以及局部拟种植位点的骨密度
- 骨或神经管处任何可能的病理改变
- 单颗或多颗种植体植入时牙槽骨形态（高度和宽度）
- 上颌窦底可用骨高度
- 鼻底可用骨高度
- 上颌窦底分嵴或软组织病理表现

当计划在下颌进行种植时，术者应通过患者的CT扫描来评估如下解剖标记：

- IAN（距牙槽嵴顶的距离、走行和直径）的位置
- 神经孔／神经的位置
- 广泛存在的骨内神经袢（常常假定有3mm神经袢存在，即使CT影像中不是很清楚）
- 下颌切牙管（长度和距牙槽嵴顶的距离）
- 可能存在的倒凹（唇下、口底、舌下腺窝和二腹肌下窝）
- 牙槽嵴／牙槽骨的形态（包括牙槽嵴顶形态）
- 副舌孔的位置和距牙槽嵴顶的距离
- 邻牙向拟种植位点的倾斜
- 普遍的下颌骨密度和拟种植位点的骨密度
- 骨或神经管任何可能的病变
- 拟种植位点是否有残根
- 单颗或多颗种植体植入时牙槽骨形态（高度和宽度）

请注意软组织的解剖结构（例如舌神经、生物型、牙龈乳头外形）不能在CT中进行评估；但是，它们是种植手术阶段总体成功的重要因素。

参考文献

[1] Szmukler-Moncler S, Salama H, Reingewirtz Y, Dubruille JH. Timing of loading and effect of micromotion on bone-dental implant interface: Review of experimental literature. J Biomed Mater Res 1998;43:192–203.

[2] Brunski JB. In vivo bone response to biomechanical loading at the bone/dental-implant interface. Adv Dent Res 1999;13:99–119.

[3] Worle PS. Single tooth replacement in the esthetic zone with immediate provisionalization: 14 consecutive case reports. Pract Periodontics Aesthet Dent 1998;10:1107–1114.

[4] Lekholm U, Zarb GA. Patient selection and preparation. In: Brånemark PI, Zarb G, Albrektsson T (eds). Tissue-Integrated Prostheses: Osseointegration in Clinical Dentistry. Chicago: Quintessence,1985:199–210.

[5] Bashutski JD, D'Silva NJ, Wang HL. Implant compression necrosis: Current understanding and case report. J Periodontol 2009;80:700–704.

[6] De Vico G, Bonino M, Spinelli D, Pozzi A, Barlattani A. Clinical indications, advantages and limits of the expansion-condensing osteotomes technique for the creation of implant bed. Oral Implantol (Rome) 2009;2:27–36.

[7] Santagata M, Guariniello L, D'Amato S, Tozzi U, Rauso R, Tartaro G. Augmentation of atrophic posterior maxilla by short implants and osteotome technique. Stomatologija 2012;14:85–88.

[8] Toffler M. Treating the atrophic posterior maxilla by combining short implants with minimally invasive osteotome procedures. Pract Proced Aesthet Dent 2006;18:301–308.

[9] Davarpanah M, Martinez H, Tecucianu JF, Hage G, Lazzara R. The modified osteotome technique. Int J Periodontics Restorative Dent 2001;21:599–607.

[10] Toffler M. Site development in the posterior maxilla using osteocompression and apical alveolar displacement. Compend Contin Educ Dent 2001;22:775–780,782,784.

[11] Sussman HI. Tooth devitalization via implant placement: A case report. Periodontal Clin Investig 1998;20:22–24.

[12] Kim SG. Implant-related damage to an adjacent tooth: A case report. Implant Dent 2000;9:278–280.

[13] Margelos JT, Verdelis KG. Irreversible pulpal damage of teeth adjacent to recently placed osseointegrated implants. J Endod 1995;21:479–482.

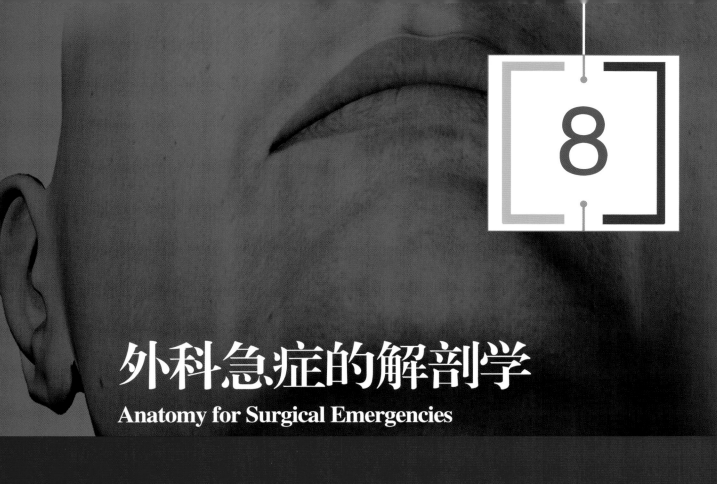

外科急症的解剖学
Anatomy for Surgical Emergencies

本章内容包含了口底手术出血的病因和继发表现，并提炼出避免发生出血的措施以及控制其发生的方案。

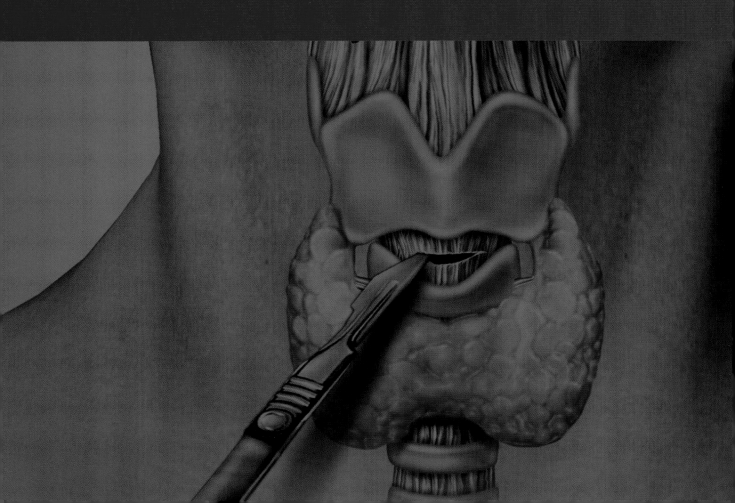

术中出血

为了避免大量出血，首先应全面评估患者的健康状况。在询问病史时至少需要包含以下问题：

- 是否曾经患有任何出血的问题
- 家族中是否有出血病史
- 是否患有高血压或非酒精性肝脏疾病
- 是否服用抗凝药物（例如阿司匹林、抗凝药、广谱抗生素、酒精、抗癌药物）

如果以上问题的回答是肯定的，这时需要患者术前1~2天停止服药，或请内科医师会诊或进行凝血酶原试验。

在术中，以下操作会帮助减小出血的发生：

- 应在牙槽嵴顶行正中切口，因为在牙槽嵴顶处动脉较细小
- 松弛切口应局限于膜龈转折区
- 翻全厚瓣，因为出血主要来自骨膜层
- 切口应足够广泛，以至于黏膜瓣的转角处不会在翻瓣时撕裂，黏膜撕裂可能会导致更多的出血（图8-1）

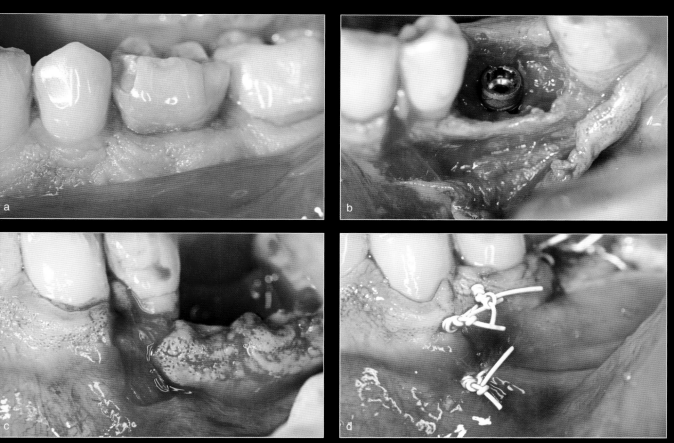

图8-1　由于袋状瓣的大小范围不足导致袋状切口撕裂。（a）翻瓣拔除第一磨牙后准备植入1颗种植体。（b和c）翻瓣范围不充分，导致黏膜瓣近中转角撕裂。（d）缝合撕裂部分牙龈进行止血。

出血来源

口腔内出血有3种不同的来源：软组织、骨和大血管。

软组织出血

软组织出血（黏膜瓣）通常不会有生命危险；尽管如此，仍应该避免。大多数情况下，软组织出血区域压迫5分钟即可完全控制（图8-2）。如果发现有小血管，可以通过电刀进行凝固，或者用止血钳夹持后缝线结扎。图8-3展示了如何结扎不明确的小血管（隐藏血管）的方法。

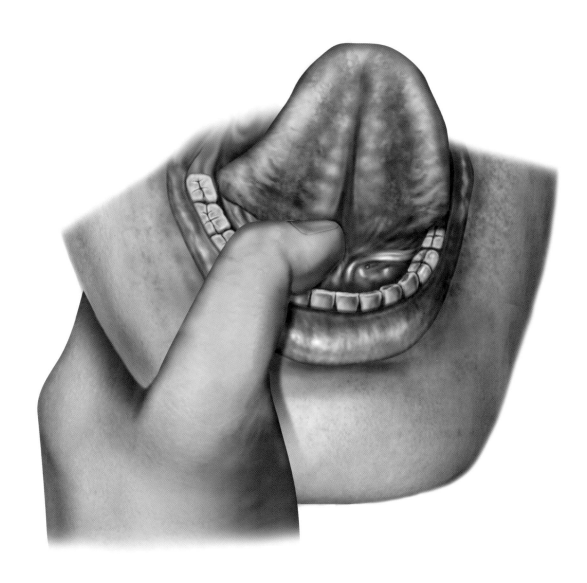

图8-2　口腔手术过程中对于非常细小的软组织出血，出血区域直接压迫5分钟即可以获得完全止血。

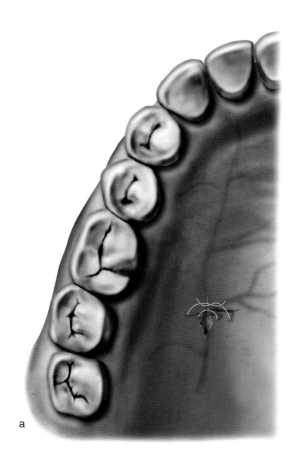

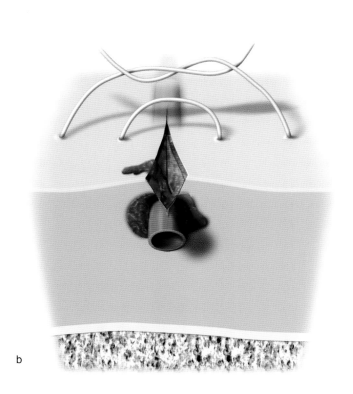

图8-3 （a和b）对于隐藏的小血管止血的推荐技术。使用角针，摸索地将缝线置于血管下方。第一针应距血管约6mm进针，然后跨过血管后距血管2mm处出针。第二次入针，从距血管2mm处进针，从距血管6mm处出针。打结后缝线于出血部位施加压力。

骨出血

口腔内常见的骨出血发生于拔牙后（从拔牙窝出血）；翻瓣过程中（从骨面的滋养孔出血）；种植体植入过程中（从下牙槽动脉出血）。对于来自拔牙窝的大量出血，可通过使用Gelfoam（可吸收明胶海绵，Pfizer），止血纱（氧化再生纤维素，Ethicon），外用凝血酶（牛源）、胶原（胶原纤维，Davol）和OraPlug（高度交联胶原，Salvin）进行止血。对于骨表面小动脉出血，可通过使用骨蜡或使用器械如银汞研磨器或骨膜剥离子的尖端将邻近骨压碎后填入到出血孔。另外，电刀的尖端在这些情况中同样有效。

如果是来源于下牙槽动脉的出血，种植体植入后通常可以达到止血效果；如果不准备植入种植体，需要采取如下措施：于拔牙窝内放置碘仿纱条并使用纱布卷压迫。当出血止住后，缝合碘仿纱条上方的软组织，通过组织瓣给予压迫。指导患者继续咬纱布卷进行压迫。5～7天后取出碘仿纱条。

大血管出血

如第5章所涉及的，口底是血管丰富的区域，在下颌种植时仍需额外注意。由于器械或钻针导致舌侧皮质骨穿孔可能会导致动脉损伤，并导致出血，这种出血可能是立即出现也或者是在血管损伤后延迟发生。进展性扩散至舌侧、舌下、下颌下以及颏下血肿会导致舌体以及口底阻塞气道（图8-4）。这种可能性较小，但却是种植手术致命的并发症。为避免这种情况的发生，种植医师必须掌握局部动脉解剖的详细知识。

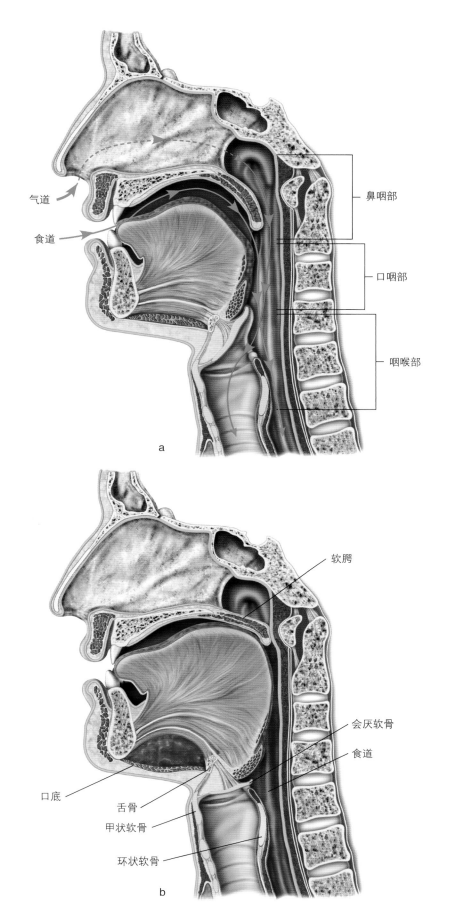

气道

食道

鼻咽部

口咽部

咽喉部

a

软腭

会厌软骨

食道

口底

舌骨

甲状软骨

环状软骨

b

图8-4　（a）气道穿通口腔和鼻腔。（b）由于口底大量出血导致舌体移位，进而阻塞气道。

口底出血

病因学

如上面所提及，口底动脉损伤通常是由于旋转器械穿透舌侧骨板所导致的[1]；然而，文献也有报道在翻开舌侧黏骨膜瓣时，随后在瓣的处理时，以及在手术处理深部肌肉层时会发生严重的出血。在手术过程中始发的出血常常可以观察得到，但也有在术后一会儿或术后4～6个小时发现出血的报道[2-3]。

症状

症状有：肿胀；口底移位；舌体突出；呼吸困难；舌下、下颌下或颏下区广泛的血肿形成；不能吞咽；大量的或波动性口内出血。

处理

气道管理

最首要的就是保证和维持气道通畅。种植医师应做好处理气道阻塞的准备。气道阻塞的临床表现有呼吸急促、呼吸困难、声音嘶哑、发绀和垂涎，这些症状当阻塞加重时才会消失。

持续的口内出血会对咽腔产生机械压力，继而导致气道阻塞，伴有严重的喉音。可经鼻插管、经口插管或紧急气管切开或环甲膜切开（当严重的血肿导致气管插管不能实施时）。在一份报告中指出当舌体出血肿胀时，人工舌体减压以及触觉法气管插管是成功的处理办法[4]。

出血管理

文献中已描述过许多控制出血的措施，包括使用止血剂、指压法止血以及电凝止血。另外，当渗出血液的压力超过出血的压力时，出血最终会停止；因此，通过降低邻近软组织压力的方法引流血肿可能会有相反的效果，并会引起更重的出血。少数案例中报道出血自行止血的情况。如果保守的止血措施无效，必要时需行口内或口外手术清创和结扎出血动脉。

口底动脉损伤的预防

以下指南对于预防口内动脉损伤是非常重要的：

- 种植医师必须详细检查患者病史
- 种植医师必须良好掌握下颌下和颈部区域的局部动脉解剖（图8-5～图8-7）
- 所有临床程序均有相关的风险；因此，即使是常规操作也必须高度重视。简单的种植程序有可能发生非常严重的并发症[5]
- 种植医师在每一个牙槽位点必须选择合适的种植体的直径和长度，并且需要注意种植体合适的角度

- 种植医师必须严格遵守合适的手术方案
- 良好的种植外科培训是成功的必要条件。种植培训课程应包括对局部解剖、基础科学全面的回顾以及急救培训课程
- 种植手术室应配备急救设备，包括紧急气道工具比如喉罩或口咽通气道
- 下颌舌侧，包括下颌下窝以及舌副孔，需进行详细的评估
- 手指触诊下颌舌侧面可以帮助检查在下颌前部或后部区域明显的凹陷；同样，强烈推荐使用CT扫描
- 临床医师应该意识到，动脉性创伤可能会有一段潜伏期，并且出血可能发生于数小时之后[6]。因此，在下颌前牙区种植术后给予患者充足的观察期是非常重要的
- 应告知患者注意血肿的警示信号，临床医师也应做好准备应对此类并发症的发生[7]
- 种植手术是一项择期手术，因此应避免在神经或动脉损伤高风险的区域种植

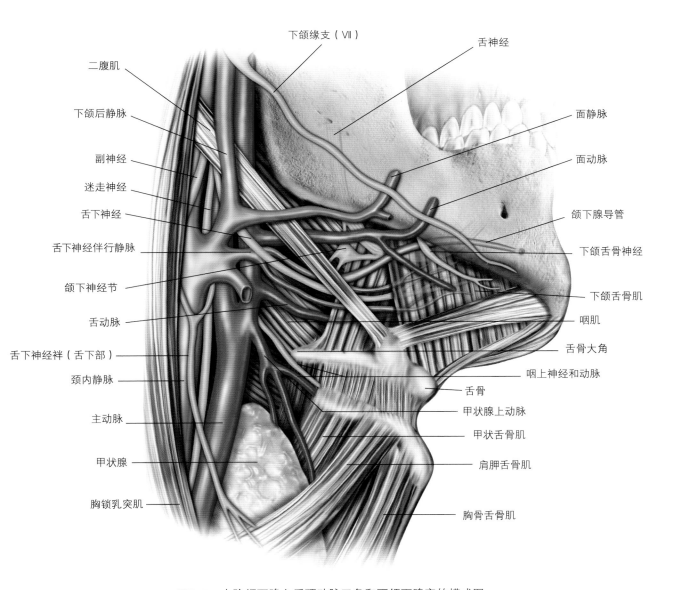

图8-5　去除颌下腺之后颈动脉三角和下颌下腺窝的模式图。

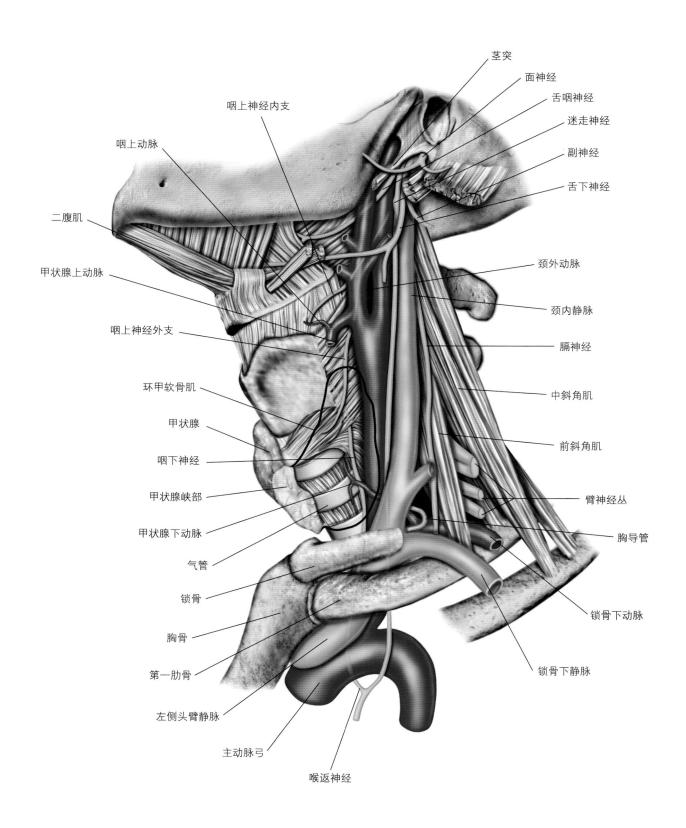

图8-6　颈侧面观，可见甲状腺、喉部、气管、动脉和神经。

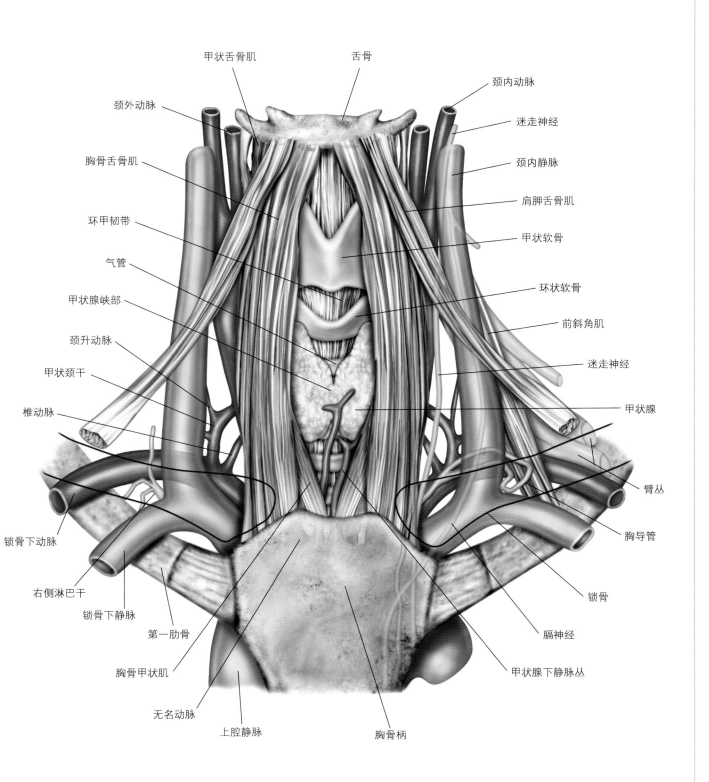

甲状舌骨肌　　舌骨

颈外动脉

颈内动脉

迷走神经

颈内静脉

胸骨舌骨肌

肩胛舌骨肌

甲状软骨

环甲韧带

气管

环状软骨

甲状腺峡部

前斜角肌

颈升动脉

迷走神经

甲状颈干

椎动脉

甲状腺

锁骨下动脉

臂丛

右侧淋巴干

胸导管

锁骨下静脉

锁骨

第一肋骨

膈神经

胸骨甲状肌

甲状腺下静脉丛

无名动脉

上腔静脉　　胸骨柄

图8-7　颈前部观，可见甲状腺和颈部血管、神经。

口底出血的处理方案

1. 发现口底肿胀的第一时间拨打120。

2. 使用双手拇指，向下压住舌体来保持气道开放。

3. 平静地向患者解释并发症的本质。

4. 插入紧急气道装置（如喉罩或口咽通气道）。

5. 牵拉舌体向外压迫舌动脉于舌骨，因此减少舌动脉及其分支出血（图8-8）。

6. 如果损伤到面动脉，第5条不能减少出血；损伤面动脉时，压迫第四颈椎处颈动脉可帮助减少出血（图8-9）。（注意：通过切开口内来减轻血肿的方式应该予以避免，并且去除种植体也并非有效的方法）。

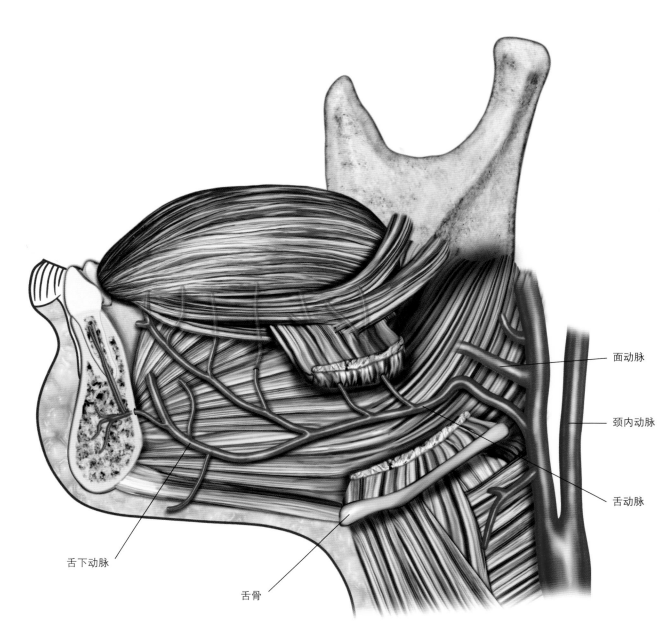

面动脉

颈内动脉

舌动脉

舌下动脉

舌骨

图8-8　舌动脉和舌骨之间的关系。

7. 除了上述方法，如果大面积血肿伴随呼吸窘迫，应插入易弯的鼻插管或者必要时行紧急气管切开或环甲膜穿刺（见下一部分）。

8. 转移患者至邻近的医院进行监护。一旦出血减少，可通过手术结扎、电凝或形成凝血块来止血。

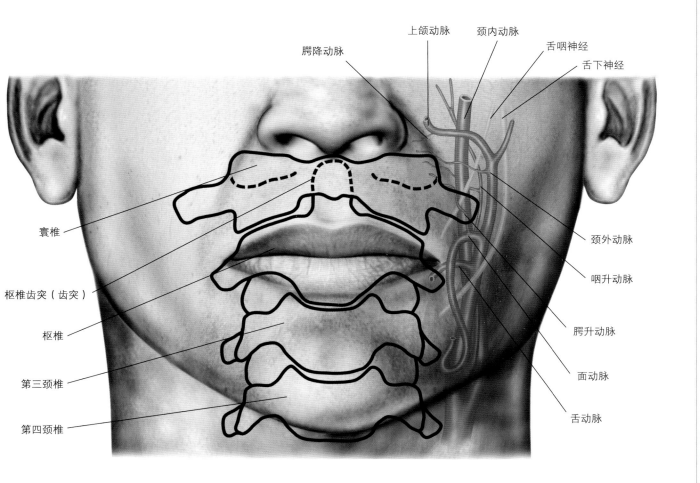

图8-9　第一颈椎到第四颈椎在面部区域的投影。当开口时，第一颈椎和第二颈椎投影在口腔内。当闭口时，第二颈椎体部相当于下唇水平，第一颈椎相当于上唇水平。颈总动脉（在分为颈内动脉和颈外动脉之前）相当于第四颈椎水平。

气管切开术

操作程序（图8-10）

1. 患者呈仰卧位，将枕头或衣物放置于患者肩部来稳定颈部，过度伸展颈部，必要时用碘酒／碘伏棉签进行颈部消毒。

2. 用非有利手的拇指和中指握住甲状软骨边缘并固定住喉头部，用食指触诊环甲膜的凹陷处（正好位于喉结下方和环甲软骨上方）（图8-11）。

3. 使用15号刀片做3cm垂直切口，切透环甲膜上方的皮肤和皮下组织。

4. 用食指触诊环甲膜。

5. 在环甲膜下部做一个水平切口（图8-12）。

6. 将Trousseau扩张器插入气管中，增大刀片的开口来扩张垂直开口。扩张器不要插入太深。

7. 将气管插管插入气管中，气管插管将顺着Trousseau扩张器平行插入（通过Trousseau扩张器控制），这时同时旋转90°，将气管插管向前伸的同时去除Trousseau扩张器。气管插管应插入设备的边缘至患者的颈部。

8. 去除封闭器。

9. 使插管充气。

10. 用胶带固定气管插管。

11. 通过急救气囊或通气设备开始给患者通气。

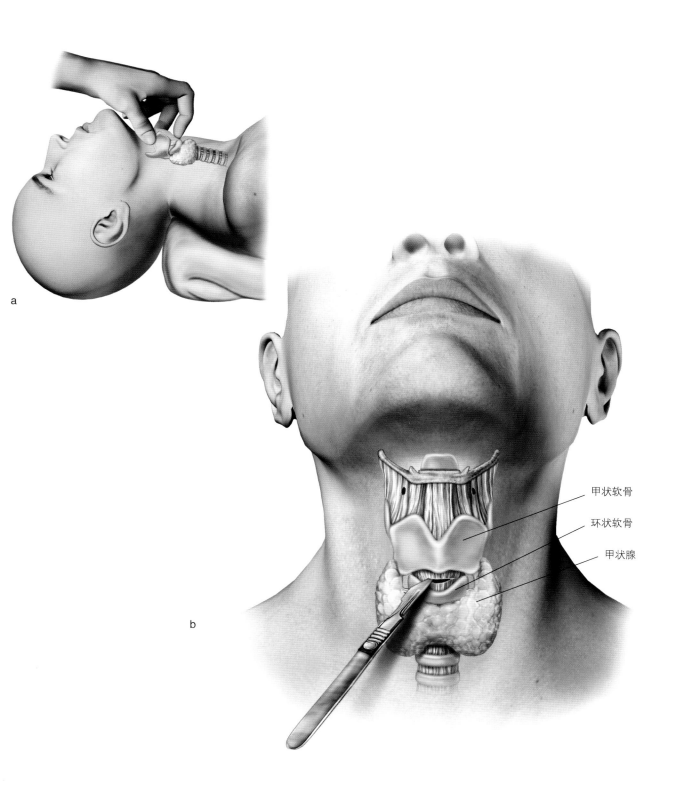

甲状软骨

环状软骨

甲状腺

图8-10　（a）患者合适的体位并用非有利手固定住喉部。通过在甲状软骨和环状软骨之间触诊凹陷处确定环甲膜位置。（b）在环甲膜的下部行合适位置的水平向的切口。用手术刀切开环甲膜。通过旋入器械扩大开口并插入橡胶管予以保护。

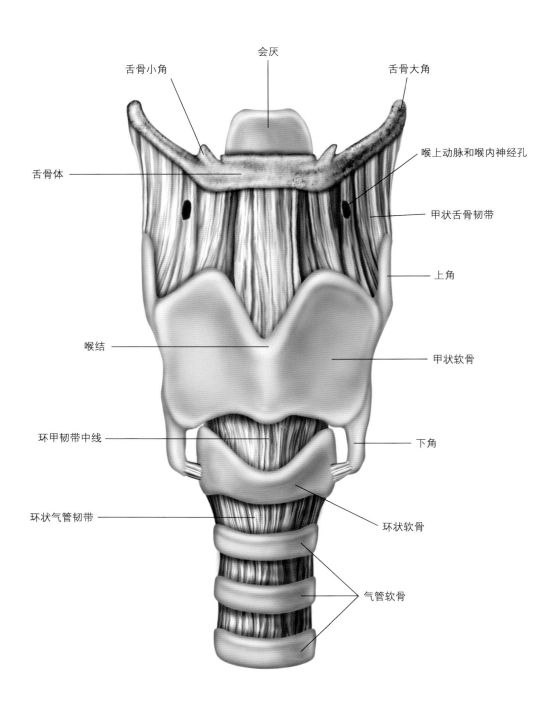

图8-11　甲状软骨、环状软骨和气管软骨前面观。

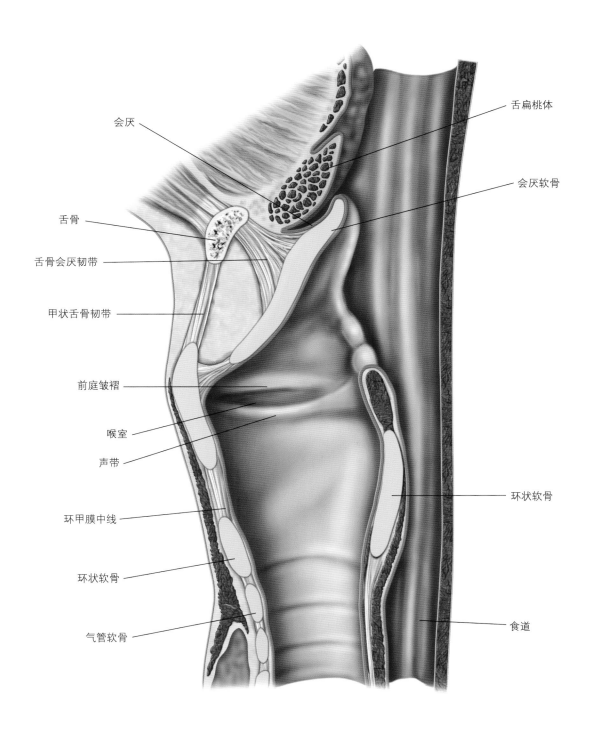

会厌

舌扁桃体

会厌软骨

舌骨

舌骨会厌韧带

甲状舌骨韧带

前庭皱褶

喉室

声带

环甲膜中线

环状软骨

环状软骨

气管软骨

食道

图8-12　喉部中线矢状面侧面观。空气通过会厌软骨和勺状会厌襞形成的喉部入口。

参考文献

[1] Del Castillo-Pardo de Vera JL, López-Arcas Calleja JM, Burgueño-García M. Hematoma of the floor of the mouth and airway obstruction during mandibular dental implant placement: A case report. Oral Maxillofac Surg 2008;12:223–226.

[2] Kalpidis CD, Setayesh RM. Hemorrhaging associated with endosseous implant placement in the anterior mandible: A review of the literature. J Periodontol 2004;75:631–645.

[3] Dubois L, de Lange J, Baas E, Van Ingen J. Excessive bleeding in the floor of the mouth after endosseous implant placement: A report of two cases. Int J Oral Maxillofac Surg 2010;39:412–415.

[4] Piper SN, Maleck WH, Kumle B, Deschner E, Boldt J. Massive postoperative swelling of the tongue: Manual decompression and tactile intubation as a life-saving measure. Resuscitation 2000;43:217–220.

[5] Felisati G, Saibene AM, Di Pasquale D, Borloni R. How the simplest dental implant procedure can trigger an extremely serious complication. BMJ Case Rep 2012 Nov 28.

[6] Ten Bruggenkate CM, Krenkeler G, Kraaijenhagen HA, Foitzik C, Oosterbeek HS. Hemorrhage of the floor of the mouth resulting from lingual perforation during implant placement: A clinical report. Int J Oral Maxillofacial Implants 1993;8:329–334.

[7] Ferneini E, Gady J, Lieblich SE. Floor of the mouth hematoma after posterior mandibular implants placement: A case report. J Oral Maxillofac Surg 2009;67:1552–1554.

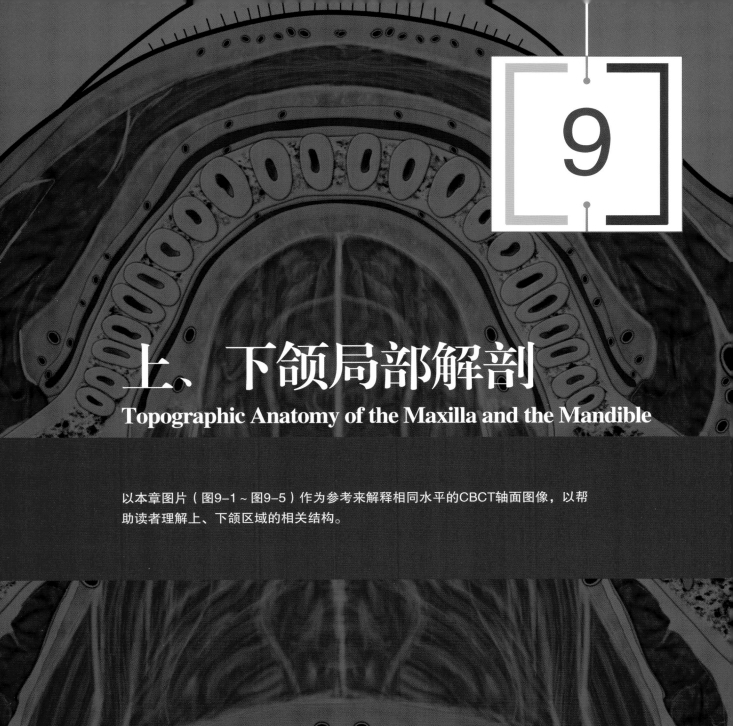

上、下颌局部解剖

Topographic Anatomy of the Maxilla and the Mandible

以本章图片（图9-1~图9-5）作为参考来解释相同水平的CBCT轴面图像，以帮助读者理解上、下颌区域的相关结构。

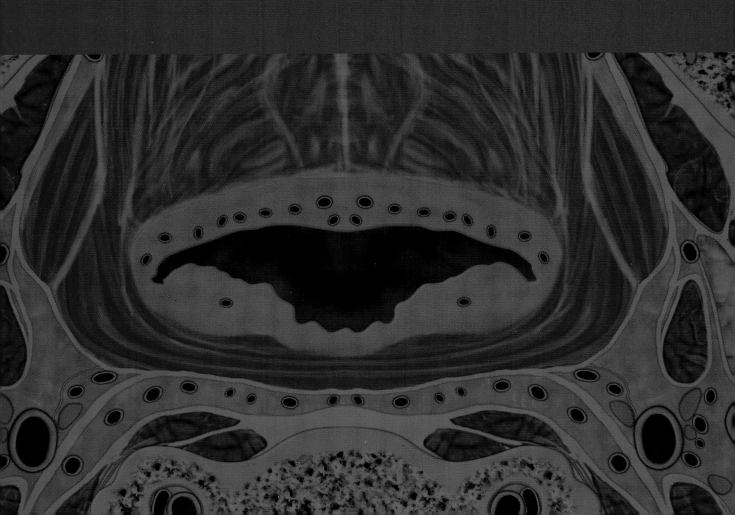

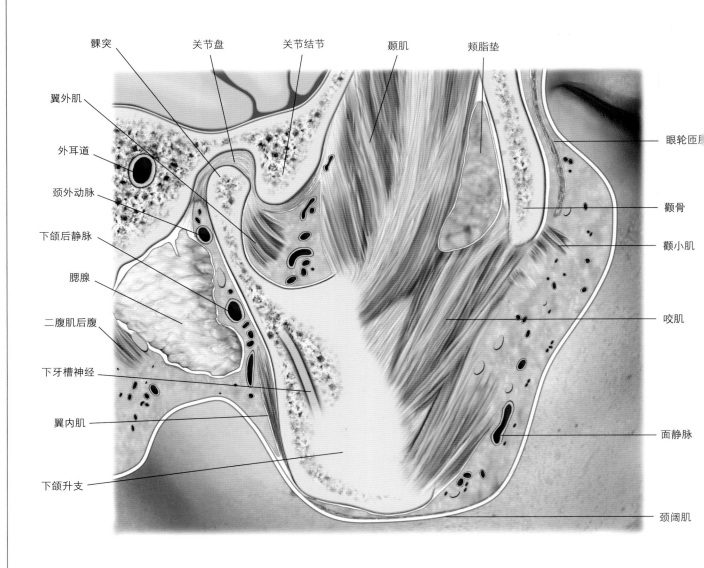

髁突　　　关节盘　　　关节结节　　　颞肌　　　颊脂垫

翼外肌

外耳道

颈外动脉

下颌后静脉

腮腺

二腹肌后腹

下牙槽神经

翼内肌

下颌升支

眼轮匝肌

颧骨

颧小肌

咬肌

面静脉

颈阔肌

图9-1　右侧颞下颌关节区矢状面观。

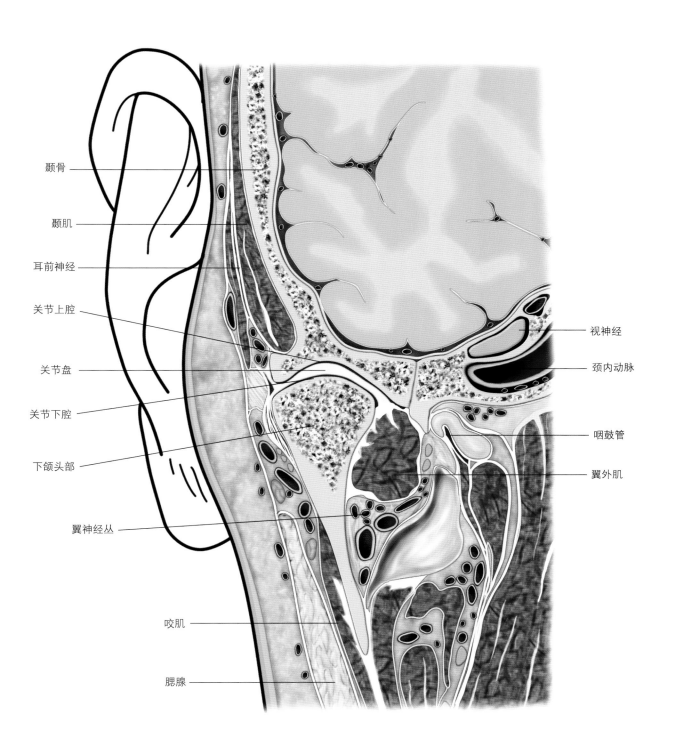

颞骨

颞肌

耳前神经

关节上腔

关节盘

关节下腔

下颌头部

翼神经丛

咬肌

腮腺

视神经

颈内动脉

咽鼓管

翼外肌

图9-2　右侧颞下颌关节区前面观。

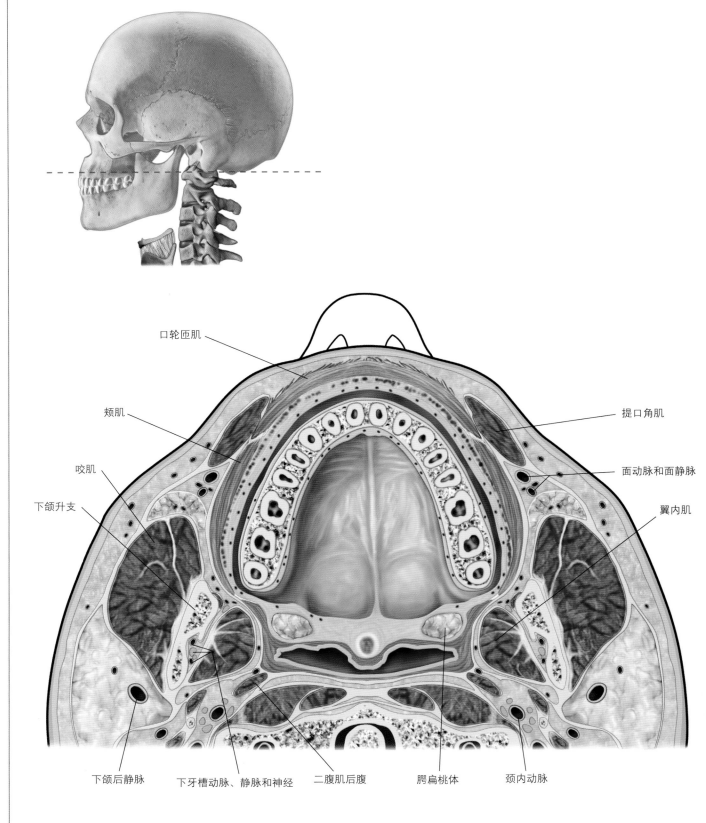

口轮匝肌

颊肌

咬肌

下颌升支

提口角肌

面动脉和面静脉

翼内肌

下颌后静脉　　下牙槽动脉、静脉和神经　　二腹肌后腹　　腭扁桃体　　颈内动脉

图9-3　上颌牙根／第一颈椎水平口腔区域水平观。

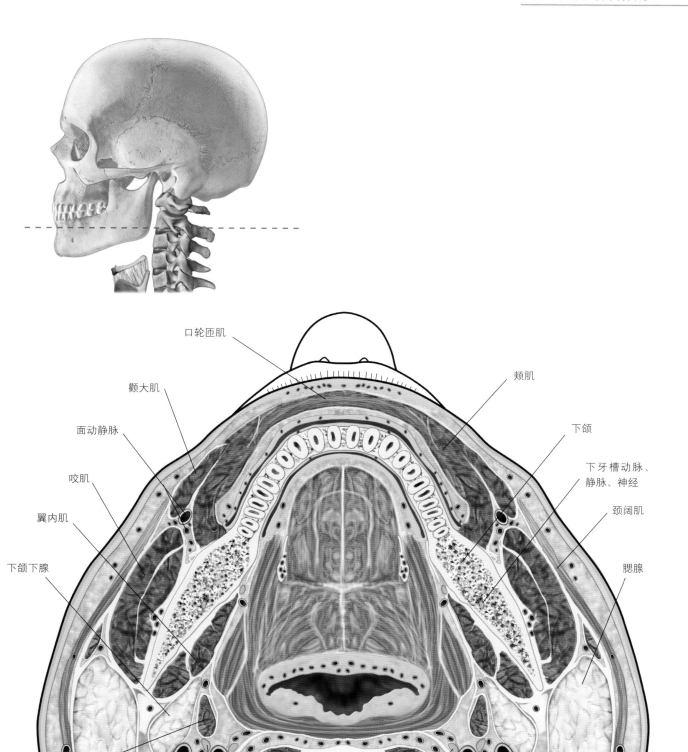

口轮匝肌

颊肌

颧大肌

下颌

面动静脉

下牙槽动脉、
静脉、神经

咬肌

颈阔肌

翼内肌

腮腺

下颌下腺

茎突咽肌

舌下神经

颈内动脉

舌咽神经

颈外动脉

颈内静脉

胸锁乳突肌

下颌后静脉

图9-4 下颌牙根／第二颈椎水平口腔区域水平观。

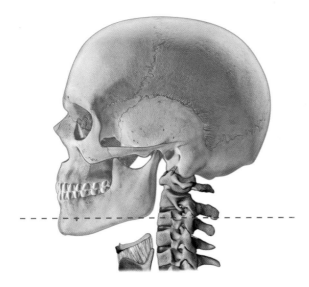

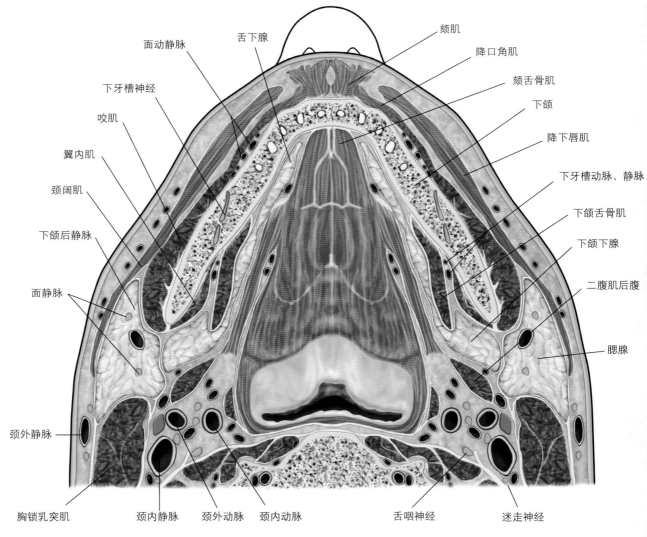

面动静脉	舌下腺	颏肌
		降口角肌
下牙槽神经		颏舌骨肌
咬肌		下颌
翼内肌		降下唇肌
颈阔肌		下牙槽动脉、静脉
下颌后静脉		下颌舌骨肌
		下颌下腺
面静脉		二腹肌后腹
		腮腺
颈外静脉		
胸锁乳突肌	颈内静脉　颈外动脉　颈内动脉	舌咽神经　迷走神经

图9-5　下颌牙根／第三颈椎水平口腔区域水平观。

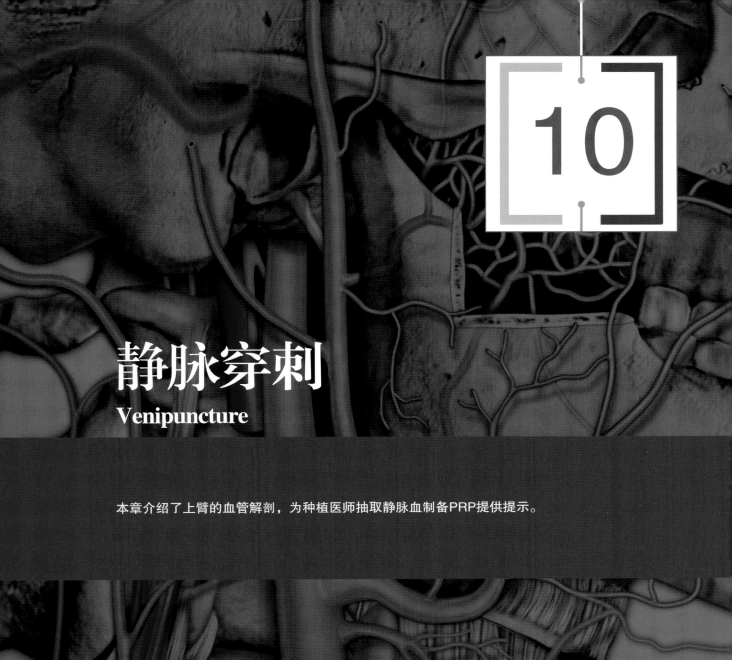

静脉穿刺
Venipuncture

本章介绍了上臂的血管解剖，为种植医师抽取静脉血制备PRP提供提示。

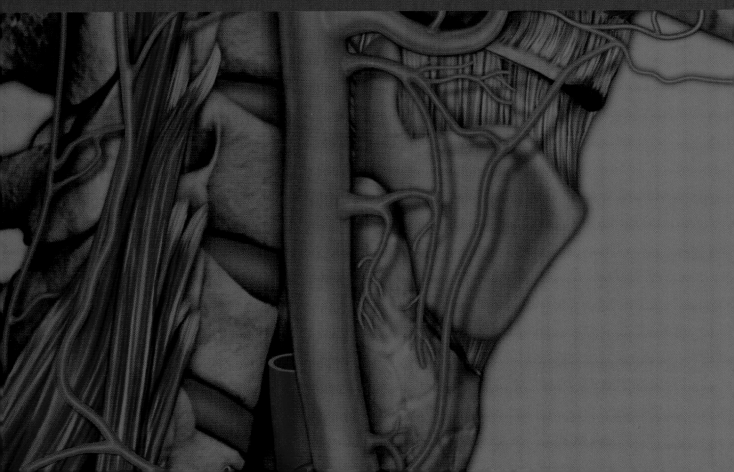

循环系统解剖

心脏通过一条动脉-主动脉泵出所有的血液，通过两条不同的静脉系统回收血液：上腔静脉和下腔静脉。腔静脉承载缺氧血到右心房然后泵入到肺部。大多数静脉运输缺氧血（蓝色）从身体的各器官组织回流到心脏。有两种路径：

1. 胸部肺静脉从肺部运输有氧血到左心房（图10-1）。

2. 门静脉从肠道运输富含营养的血液到肝脏。

头部和上末端

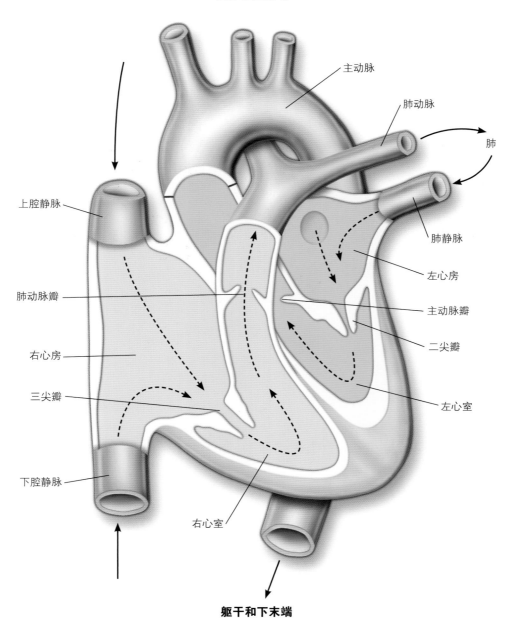

躯干和下末端

图10-1 心脏循环。

上腔静脉的主要分支：

- 右侧和左侧头臂静脉，分别由颈内静脉和锁骨下静脉组成（图10-2）
- 奇静脉汇入上腔静脉后部，收集来自肋间、支气管、食管、膈和小部分静脉的血液

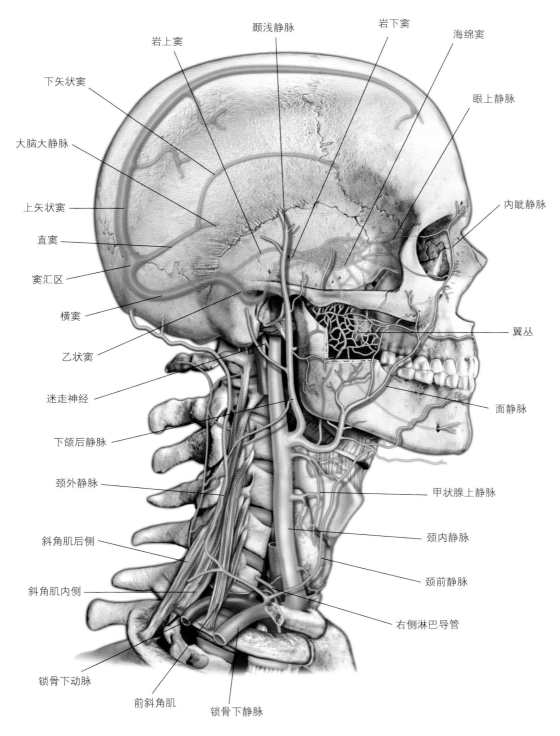

岩上窦
颞浅静脉
岩下窦
海绵窦
下矢状窦
大脑大静脉
上矢状窦
直窦
窦汇区
横窦
乙状窦
迷走神经
下颌后静脉
颈外静脉
斜角肌后侧
斜角肌内侧
锁骨下动脉
前斜角肌
锁骨下静脉
眼上静脉
内眦静脉
翼丛
面静脉
甲状腺上静脉
颈内静脉
颈前静脉
右侧淋巴导管

图10-2　头颈部静脉。

下腔静脉的主要分支（图10-3）：

- 两条肝静脉（从肝脏的两端排出；大多数血液通过门静脉系统从胃肠道流入肝脏）
- 右侧和左侧肾静脉
- 右侧性腺静脉（左侧性腺静脉排入左侧肾静脉）
- 右侧和左侧髂总静脉

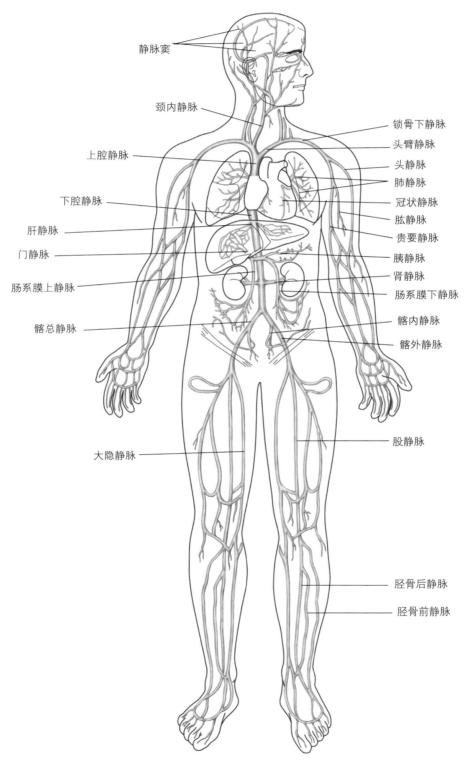

图10-3　下腔静脉主要分支。

上肢动脉和静脉

上臂动脉

　　右侧上臂的血供来源于主动脉弓，通过头臂（无名）动脉，分成右侧颈总动脉和右侧锁骨下动脉。右侧锁骨下动脉输出血液到上臂，左侧是主动脉弓的直接分支（图10-4）。从这一点来看，两侧的动脉系统是对称的。在第一肋骨的外侧缘，锁骨下动脉转向侧方通过腋动脉进入腋部。腋动脉离开腋部进入上臂形成肱动脉。肘窝下方1英寸（1英寸≈2.54厘米）处，分为桡动脉（侧方）和尺动脉（内侧），作为一条动脉分支终于手掌。手腕腹部桡动脉非常表浅，可在此处获得桡动脉脉搏以及动脉血行血气分析。

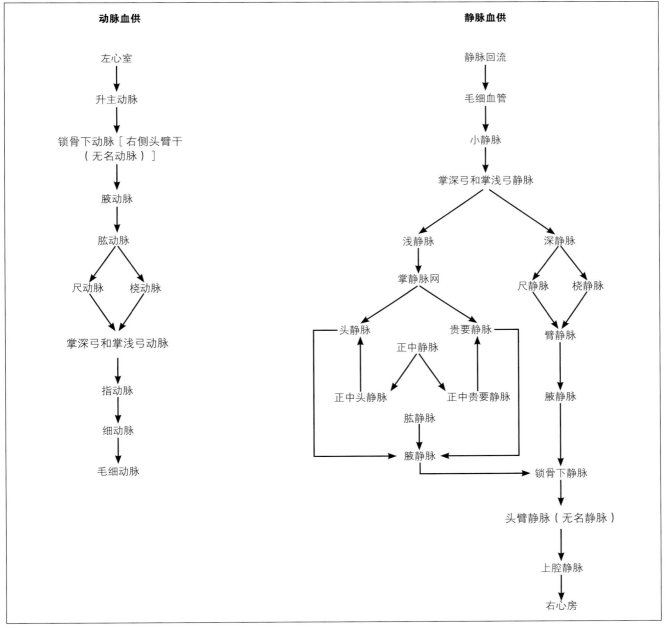

图10-4　上臂的动脉和静脉。

上臂静脉

上臂静脉可以分为深部静脉，在筋膜套中伴随动脉走行，而表浅静脉多位于筋膜套外侧（图10-4）。来自手指和手掌的血液流入到背静脉网。头静脉（侧方）和贵要静脉（内侧）从该静脉网发出，从前臂向上，分出前臂中静脉分支。头静脉位于侧方，并回流至腋静脉，腋静脉是回流至上腔静脉之前贵要静脉的直接延续以及作为锁骨下和头臂静脉中间的延续。贵要静脉位于中间并汇入肱静脉。肘正中静脉常常用作穿刺抽血，位于肘前窝，是头静脉和贵要静脉之间的吻合（图10-5）。

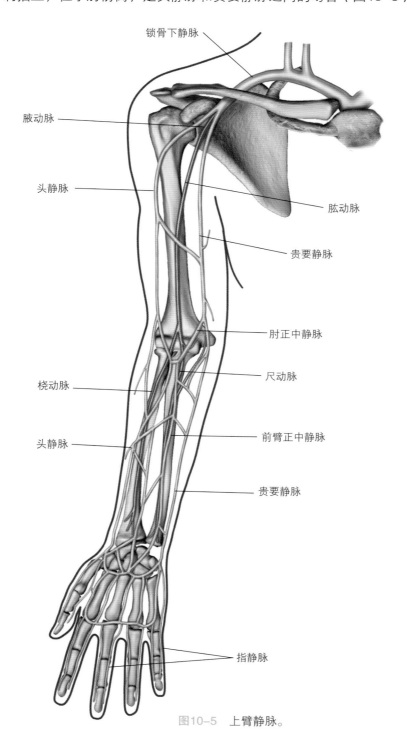

锁骨下静脉

腋动脉

头静脉

肱动脉

贵要静脉

肘正中静脉

尺动脉

桡动脉

前臂正中静脉

头静脉

贵要静脉

指静脉

图10-5　上臂静脉。

临床意义

在肘前窝内，常可见肱动脉正好位于中线处，在中间贵要静脉下方，是最显著的肘前窝的静脉。

血管壁

静脉和动脉均由3层结构构成（图10-6）：

1. 内层（内层或内膜），由单纯鳞状上皮细胞、结缔组织层以及称为弹性蛋白的弹性纤维。
2. 中间层（血管中膜），由平滑肌组成。
3. 外层（血管外膜或动脉外膜），主要由结缔组织组成。

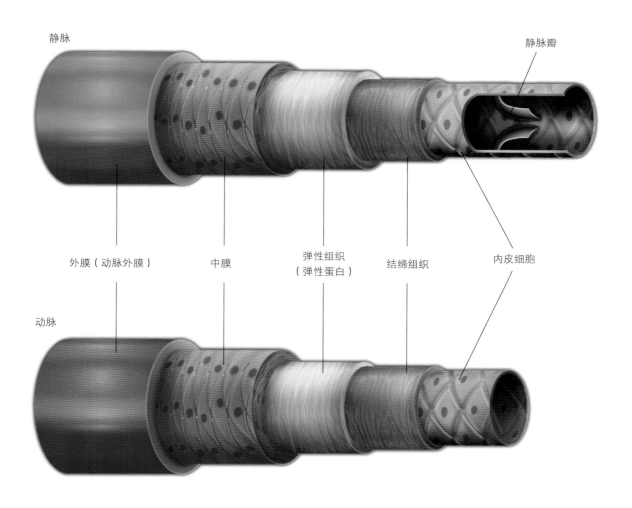

图10-6　血管壁结构。

静脉穿刺的主要静脉

静脉穿刺的主要静脉包括以下部分（图10-7）：

- 肘前窝
  - 头静脉
  - 贵要静脉
  - 正中静脉，分为正中贵要静脉（最大以及最常用做穿刺的静脉）以及正中头静脉
- 前臂
  - 正中贵要静脉
  - 侧方的头静脉
- 手背部
  - 手背静脉网

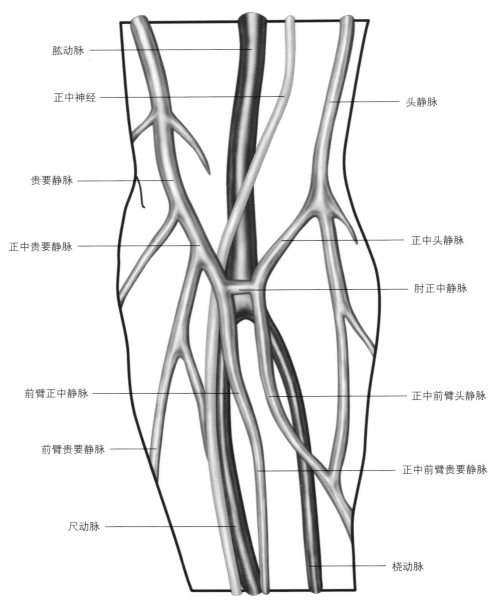

肱动脉

正中神经

头静脉

贵要静脉

正中贵要静脉

正中头静脉

肘正中静脉

前臂正中静脉

正中前臂头静脉

前臂贵要静脉

正中前臂贵要静脉

尺动脉

桡动脉

图10-7　穿刺的主要静脉。

表10-1列举了静脉穿刺主要静脉的优缺点。

表10-1	静脉穿刺主要静脉的优缺点	
位置	优点	缺点
肘前窝	静脉粗大 静脉不像其他位置的血管一样动 侧面部分解剖安全	不像其他区域的血管一样表浅 中间部分应避免
前臂	静脉粗大 位置较深（例如不转动） 解剖上比较安全	缺少表浅静脉导致某些患者困难
手背部	静脉比较表浅 解剖上比较安全	血管较细小 血管有动度

静脉生理

- 静脉更像一根弹力管，在压力下发生变形

- 静脉没有搏动

- 静脉的血压比动脉低很多。静脉压主要由右心房的压力所决定，通常为0。这并不意味右心房壁膨胀压力为0，因为在胸腔内心脏周围的压力是 – 4mmHg。胸腔内的部分真空状态推心房壁向外，导致血液常常从静脉吸入到心房内（图10-8）

- 外周静脉压由5个因素决定：（1）右侧动脉压；（2）血流从静脉流向心房的阻力；（3）静脉血流速度；（4）血液本身重量带来的压力（流体静力学压力；需要相当的额外压力来使血液上流）；（5）每一次肌肉收缩或上臂活动，移动的组织都会通过静脉泵（或肌肉泵）压缩一些静脉，并推静脉血液流向心脏

- 不同于动脉，静脉排空时会塌陷。当静脉低于心脏水平时，会充满血液并突出于皮肤下方。当高举手臂时，在心脏水平上方约9cm处常常是塌陷的（图10-9）。因此，举起受伤的手臂高于心脏水平会止住静脉出血（但不是动脉出血）

- 大多数静脉（除了在腔静脉以及头部的静脉）都有静脉瓣来防止血液回流（图10-10）。这些静脉瓣的异常会导致在活动中发生血液回流，以至于静脉压升高并且血管增粗；这种情况被认为是静脉曲张

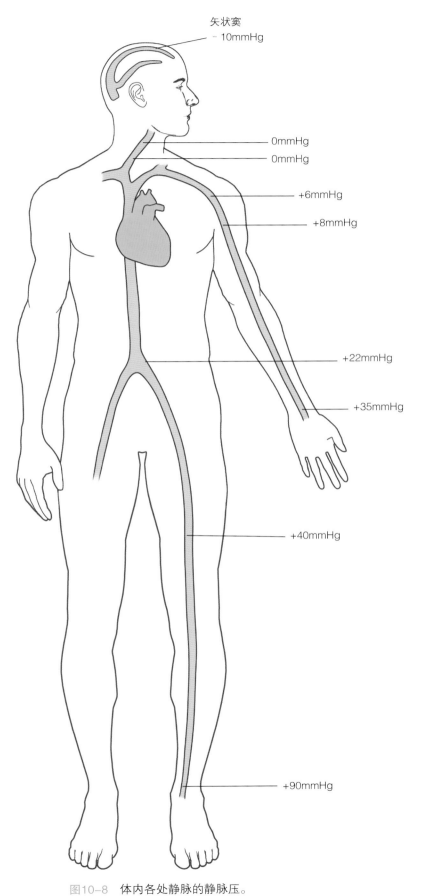

图10-8 体内各处静脉的静脉压。

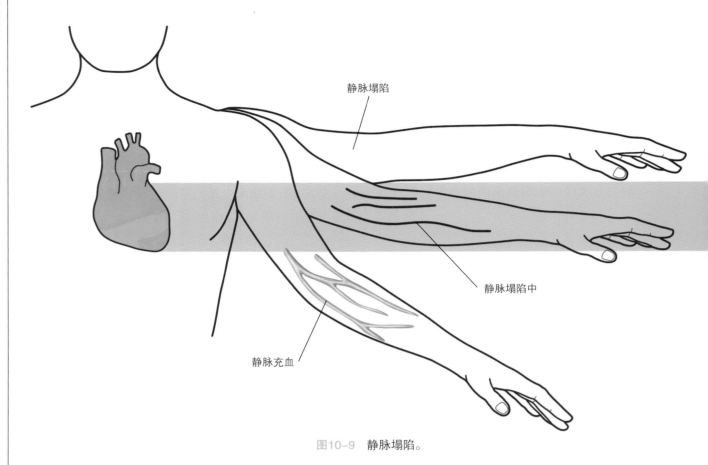

静脉塌陷

静脉塌陷中

静脉充血

图10-9　静脉塌陷。

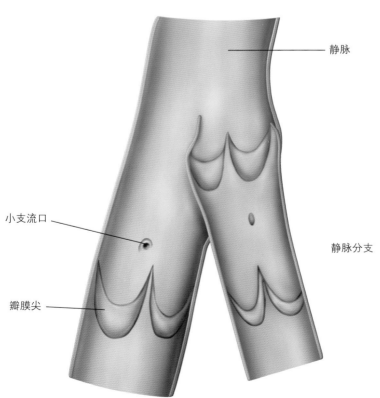

静脉

小支流口

静脉分支

瓣膜尖

图10-10　某些静脉内的静脉瓣。